U0245697

身体关节功能筛查及纠正

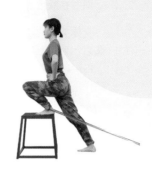

主　　审　林建棣　糜漫天　张　伟

主　　编　孟　涛　杨金鹏

副 主 编　常　祺　胡　彦　陈济安　李春雷

编　　者　（按姓氏笔画排序）

王　刚　王泽军　左昌斌　代加燕　刘　旋

杜　江　李春宝　李俊强　李晓波　李海明

李殿威　杨　望　杨俊江　肖　斌　张锦贤

陈　振　陈刘生　陈增辉　武书兴　欧　凯

易　龙　周　伟　周　斌　胡　绪　贺朝阳

倪振洪　曹兴刚

动作演示　（按姓氏笔画排序）

尹文才　邓传旭　刘君勇　刘浩玥　孙　宁

杜钟媛　李　毅　李垚贵　杨　敏　杨金江

宋张瑞　张雨峰　胡东敏　钟增展　蒋冲冲

甄　妮　潘一诺

人民卫生出版社

·北　京·

图书在版编目（CIP）数据

身体关节功能筛查及纠正 / 孟涛，杨金鹏主编. —
北京：人民卫生出版社，2023.10（2024.5 重印）
　ISBN 978-7-117-34255-1

　Ⅰ.①身…　Ⅱ.①孟… 　②杨… 　Ⅲ.①身体－关节－
功能失调（运动医学）－评估　Ⅳ.①R872.6

　中国版本图书馆 CIP 数据核字（2022）第 244402 号

人卫智网	**www.ipmph.com**	医学教育、学术、考试、健康， 购书智慧智能综合服务平台
人卫官网	**www.pmph.com**	人卫官方资讯发布平台

身体关节功能筛查及纠正
Shenti Guanjie Gongneng Shaicha ji Jiuzheng

主　　编：孟　涛　杨金鹏
出版发行：人民卫生出版社（中继线 010-59780011）
地　　址：北京市朝阳区潘家园南里 19 号
邮　　编：100021
E - mail：pmph @ pmph.com
购书热线：010-59787592　010-59787584　010-65264830
印　　刷：廊坊一二〇六印刷厂
经　　销：新华书店
开　　本：889×1194　1/32　印张：12
字　　数：259 千字
版　　次：2023 年 10 月第 1 版
印　　次：2024 年 5 月第 2 次印刷
标准书号：ISBN 978-7-117-34255-1
定　　价：69.00 元

打击盗版举报电话：**010-59787491**　**E-mail：WQ @ pmph.com**
质量问题联系电话：**010-59787234**　**E-mail：zhiliang @ pmph.com**
数字融合服务电话：**4001118166**　**E-mail：zengzhi @ pmph.com**

前言

　　人体比任何一台机械都更加复杂、精细，功能多样，又神秘莫测。我们的身体存在着无数的功能用来保证我们得以生存，而运动无疑是其中重要的功能之一，是人类适应环境、延续生命的必备条件。从我们出生开始，运动就一直陪伴着我们，可我们对于运动的了解却可以说是既熟悉又陌生。熟悉是因为我们每时每刻都需要运动，运动维持着我们基本的生理过程，同时也使我们追求和挑战自身的极限成为可能；而陌生是因为我们不了解为什么伴随运动而来的还有各种损伤与疼痛。随着科技的发展，我们的训练方法、方式和设备等都发生着快速的迭代，但很多训练损伤却似乎并未随着科技的进步而得到有效预防。面对这样的局面，我们是不是应该认真地思考问题出在哪里？了解训练的底层逻辑，并能有针对性、循序渐进地训练，才是提高运动效果、预防运动损失的关键环节。

　　无评估，不训练！这是所有组训者必须遵守的原则。训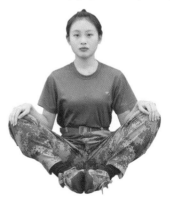练方案的制订需要精准的数据信息，训练前的筛查和测试是训练的前提和必要环节，在筛查和测试的过程中能发现很多问题。在训练中，最主要的问题还是肌肉骨骼系统的异常改变，因为这些异常变化会给训练者带来机体损伤的风险，比如足底筋膜炎、髌腱炎、腘绳肌拉伤、下背痛、肩袖撞击综合征等。引起这些疾病和损伤的原因很多，想通过面面俱到的体检和评估予以避免无疑是不现实的。组训者要根据引起机体损伤的机制，着眼于有意义的信息，用一种战略的方法来有效地筛选全部的测试项目，并从中锁定那些在训练中"最有可能出现问题"的内容做进一步的测试与分析，而不是被海量的数据晃花了眼。动作的载体是关节，关节功能的正常与否直接影响动作的质量，所以对关节功能的评估是动作系统中最符合底层训练逻辑并最具有战略意义的一步。

本书分为 4 个部分。第一部分包括 5 个章节内容。第一章主要讲解什么是有效的训练，重新定义何为有效训练，梳理动作、负荷与训练之间的关系，倡导关注动作质量的重要性；第二章分别从神经、肌肉和骨骼 3 个方面来阐述人体的动作系统，这 3 个方面都会对动作产生影响，都是关节功能评估时需要考虑的因素；第三章对身体关节功能进行了深入的研究，详细阐述了关节的灵活性和稳定性、身体运动链模型、躯干稳定和关节功能障碍的基本概念，为后面的纠正评估与训练打下基础；第四章重点讨论了产生训练伤的原因，充分讲解运动障碍综合征的产生机制，以及对预防和治疗疼痛起到的积极作用；第五章分析了限制运动表现提升的原因，描述了运动表现金字塔模型，这个金字塔模型非常重要，它清晰地总结了运动训练的进阶层级，也是 4 种运动人群象限划分的依据。锁定自身所在的运动象限后，就可以具体分析自身存在的训练短板，进行针对性的训练，从而改善运动经济性，提高运动表现能力。

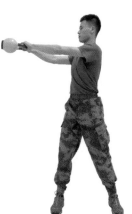

第二部分，将会向大家展示如何对身体关节功能进行筛查。包括筛查技术的基本知识，筛查的顺序，筛查的技术动作、评分标准及记录系统。每个筛查技术动作都阐述了筛查的意义、目的，并配有标准的口令指导语、筛查注意事项及图片和音视频资料，方便大家阅读学习。

第三部分对筛查评估中发现的问题提供了解决方案。按照放松、重置、准备、强化和整理 5 个阶段，每个阶段都针对身体的各个关节功能障碍提供多种纠正干预手段，可以有效地改善身体关节功能。

第四部分提供了纠正练习的通用计划方案模板，目的是让读者们借鉴思考，读者们切记不可生搬硬套，要掌握原理，具体问题具体分析才是有效解决问题的关键。

筛查与评估是一个非常大的课题，本书所阐述的身体关节功能筛查评估只是这个大课题中最基础的部分。动作模式、受训者自身状态、训练环境等都会对动作质量产生影响，都是组训者需要留心关注的内容。我们在这里再次重点提示，本书中所阐述的内容是用以辅助训练、预防训练损伤，并不能用以治疗疼痛和伤病。如果自身存在训练损伤，建议与医生进行咨询、沟通。最后，借用 Gray Cook 深含哲理的一句话作为结束语，"首先是合理运动，然后才是经常运动，千万不能颠倒次序。"

如果在学完本书之后，您开始思考动作与训练的关系，重视训练前的筛查与评估，那么这本书便已出色地完成了它的使命。最后，希望本书中提炼出的知识和积累的经验能够帮助到各位读者们！衷心地感谢您阅读本书。

编者

2022 年 12 月

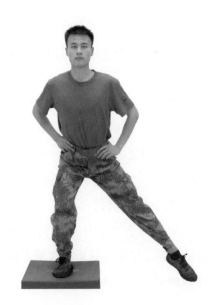

目录

第一部分 纠正训练介绍与功能要素

第二部分　身体关节功能筛查方法

章末可扫码观看
动作演示视频

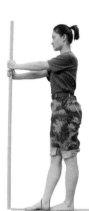

第三部分　身体关节功能筛查障碍纠正练习

章末可扫码观看
动作演示视频

第四部分　练习计划方案示例

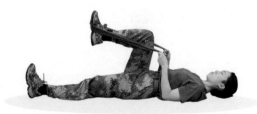

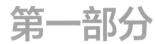
第一部分

纠正训练介绍
与功能要素

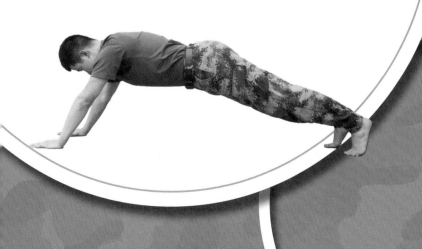

第一章 什么是有效的训练

目前，人们越来越重视体能训练，但如何扎实、有效地提升体能训练水平，防止过度训练以及预防训练损伤，一直是人们训练中存在的难点问题。想解决这个难题，我们必须知道什么才是有效的体能训练。

一 训练效果

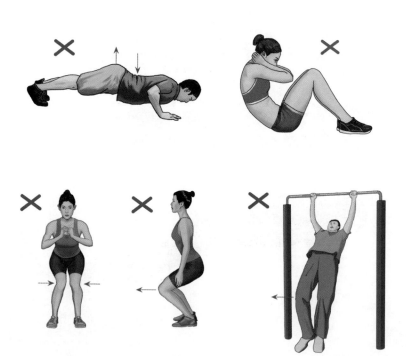

如前面的图片所示，我们在训练中常存在动作变形的情况。即便大家训练得都非常刻苦，但动作变形的训练真的能达到良好的训练效果吗？

首先，我们来看一下训练效果的本质，训练效果一般由训练动作和训练负荷这两部分组成，即"训练动作＋训练负荷＝训练效果"。俯卧撑、仰卧起坐、深蹲、引体向上等训练动作，在训练中用多大的力量、做几组、重复几次、间歇时间及训练频率等，都是训练负荷的组成要素。训练计划就是根据训练目的和训练者自身条件，对训练动作和训练负荷进行垂直整合与水平排序，以保证训练效果的实现。因此，想要提高训练效果就要分别关注训练动作和训练负荷。

二 关注训练动作

很多体能组训者对训练效果的关注集中在训练负荷上，认为只要提高训练负荷就可以提高训练效果，于是不停地强调"每天必须完成 3 个 100""跑不及格就要多跑""拉不上去就是欠练"等训练理念。在这样的训练指导下，受训者的训练负荷不但足够，甚至是过量的，对训练动作却缺乏关注。

缺少对训练动作的关注会造成什么后果呢？

大家会一味地追求训练负荷。当一个新手连一个标准的俯卧撑都做不到，组训者却一再强迫他完成规定的数量时，就会导致这位新手的身体出现代偿现象，代偿机制就会对其动作系统产生影响，过度代偿的部位也会因长期额外的工作负担而得不到有效恢复，并且会随着时间的推移和强度的增加，造成训练效果的停滞和训练损伤的出现。

动作是负荷的载体，两者相互关联、相互依存，只有两者有效地结合，才能保证最佳的训练效果。所以，不关注训练动作而过度关注训练负荷会产生坏的训练效果，即"代偿的训练动作＋过量的训练负荷＝坏的训练效果"；只有在关注训练动作、保证动作质量的前提下，采用适宜受训者的训练负荷，才能产生好的训练效果。既"标准的训练动作＋适宜的训练负荷＝好的训练效果"。所以，高质量的训练动作是保证训练效果的前提条件。没有高质量的训练动作做保证，越是刻苦的训练，越会伤病频发。

三　传承与改变

很多组训者常说，现在的训练人员身体素质太差。随着国家经济的发展，国民的生活方式、工作环境和饮食习惯都发生了质的改变。根据《中国居民营养与慢性病状况报告（2020年）》显示，儿童青少年运动量明显不够、饮食结构不合理；6～17岁的儿童青少年超重肥胖率接近20%，超重率和肥胖率分别为11.1%和7.9%，在这种环境下，也带来了更多身体易损伤的训练群体。

如今，青少年的运动需求普遍得不到满足，从训练中就可以观察到身体运动功能下降的趋势，目前受训者的身体素质已无法与十几年前受训者的身体素质保持同等水平，因此现今的训练计划也不能与过去的计划一样。要提倡体能训练的科学性、安全性和有效性，注重对体能训练理论的学习，避免盲目训练和激情训练。组训者要根据受训者的自身条件，结合训练大纲，科学合理地制订训练计划，适宜、适量、适度地组织训练。只有这样，我们才能有效解决因受训者身体素质差而导致的训练伤高发。

四 经验的疑惑

有些组训者可能会有这样的疑问，"训练不从难从严，怎么达到训练效果？我以前就是这么训练过来的，我怎么就没有那么多伤病呢？"针对这样的疑问，我们要从以下几个方面来分析。

（1）训练从难从严本身是没错的，但前提条件是不能给受训者身心造成创伤。想达到理想训练效果的方式、方法有很多，但都不应以损伤受训者的身心健康为代价。

（2）在军队中有这样一句话，"铁打的营房、流水的兵"。能留在军营服役的士官、班长们，大都是体能尖子和训练骨干，都是同期兵中的佼佼者，他们的身体素质自然都是顶呱呱的！这除了他们自身的刻苦努力外，也受原生家庭的生活环境和遗传基因影响。同理，训练者虽进行高强度训练却未出现训练伤，可能是因为他自己的身体条件比较好，并不代表其训练方法是科学、适宜的，也无法确定他的训练方法用在其他人身上不会造成训练伤。

（3）一味提升训练强度，即使是体能精英也会容易出现训练损伤。在执教军内出国比武的集训队时，我们就发现这种现象，集训队的队员都是各个单位的体能训练尖子，在本单位训练时很少出现训练伤，但在集训队，这些精英队员中却有很多出现了训练伤。原因在于其本身就存在动作代偿机制，只是自身的身体条件好，适应了本单位的训练强度，但随着集训队训练强度的提升，身体的代偿机制不再能适应这样的强度，加之心理压力较大，最终导致因训练伤的发生影响比赛成绩，甚至无缘参赛。

因此，经验是把"双刃剑"，我们要透过现象看本质，好的经验一定要传承、发扬，但也要与时俱进、提高认知，对已不适应时代的经验，要主动改变。

第二章 动作的机制与原理

通过上一章的学习我们知道，要保证训练效果就要关注训练动作。在工作及生活中，人随时都处于运动之中，而所有的运动都是由动作组成的。简单了解人体动作系统，对于提高运动表现水平和预防训练损伤是非常必要的。本书中的筛查测试和练习都是基于人体如何创造、识别和改进动作来设计的，所以通过对人体动作系统的基本了解，可以帮助你更好地理解筛查测试和练习的意义。

通过多年的执教工作，我们发现目前人们在体能训练中普遍存在的问题是关注的重点存在偏差。比起自己的身体及其运动方式，大家往往对 400 米跑、3 000 米跑、引体向上等课目的训练计划和训练技巧关注得更多。这就好比一个患者对自己服用的药物如数家珍，而不关注疾病本身的成因。所以我们缺乏的是对人体自身的关注，这也是造成训练损伤频发的主要原因之一。

一　人体动作系统

人体动作系统是一个由相互联系、相互依赖的肌筋膜系统、神经系统和骨骼系统组成的复杂且精密的系统。每个系统的功能性整合，可以使功能性活动中的神经肌肉效率达到最优化。

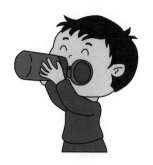

比如，当我们喝水时想要把杯子放到嘴边，这个简单的动作需要具备 3 个条件才能完成：①需要肌肉收缩发力来握住杯子；②需要骨骼组合成关节为肌肉提供附着点；③需要神经产生电信号，让肌肉收缩牵拉骨骼围绕关节产生移动。这 3 个条件缺一不可，缺少其中任何一个条件，都不能完成喝水这个动作。

骨骼系统和神经系统的损伤对动作造成的影响不是本书讨论的内容，本书主要讨论肌筋膜系统对动作的影响机制。

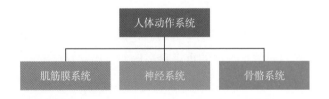

二　肌筋膜系统

1. **肌筋膜系统**　肌筋膜系统可以细分为筋膜系统和肌肉系统。筋膜是结缔组织系统中的一部分，由疏松或致密的结缔组织构成，它们遍布全身，基本存在于身体的所有结构中。筋膜按形状可分为：片状筋膜（关节囊、肌外膜、肌间隔等）、束状筋膜（肌腱、韧带等）和不规则状筋膜（浅筋膜、骨膜等），所以本质上关节囊、腱膜以及韧带和肌肉等都是组织排列良好的筋膜。

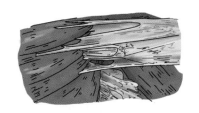

筋膜图

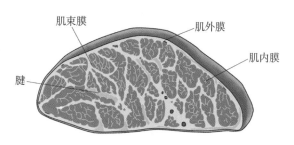

筋膜横截面图

在运动的形成中，筋膜组织起到什么作用呢？

这个比喻可能会有助于你更好地理解。筋膜组织就好比一辆车中的固定螺丝、传动装置和机油，它让车架（骨骼）、发动机（肌肉）、软件系统（神经）形成一个有效的连接，否则这辆车没法正常工作。肌肉组织如果没有筋膜组织提供能量转移以及润滑，同样也无法正常工作。筋膜富含胶原纤维，甚至能够收缩，影响肌肉功能。由于与神经相连，筋膜还能帮助我们意识到自己的姿势和动作，称为本体感觉。

筋膜包裹着肌肉，也存在于肌肉、骨骼、血管、神经甚至器官之中。这样从肌肉到肌肉、肌腱到骨、肌腱到韧带或关节囊、骨到骨、内脏到骨以及内脏到内脏之间形成了一张全身筋膜网络。筋膜网络是一个连续性的连接组织，存在于身体的各个平面，负责支撑、稳定和移动身体。这种相互依存有助于发展和控制身体的张拉整体结构。

张拉整体结构（tensegrity）描述了肌筋膜系统处理张力和维持系统完整性的能力。这一概念最初由理查德·巴克明斯特·富勒（Richard Buckminster Fuller）于1961年提出。张拉整体结构使肌肉骨骼系统能够提供重要的富于弹性的支撑，以确保能够正确传输肌肉活动或外部力量造成的压力。由于张拉整体结构的相互关联性，运动链上任何地方的筋膜张力改变都会在整个系统中产生影响。由于急性创伤、重复性创伤和久坐、少动会造成局部张力过高，筋膜内组织流动性降低，破坏了张力整体结构的功能，从而造成运动效率低下，代偿机制产生。这也是在开始纠正性练习之前，要采用特定软组织技术（泡沫轴放松、肌筋膜松解技术、拉伸等）的原因。

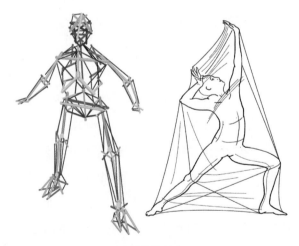

张拉整体结构

2. **肌肉系统** 人体中大约有 600 块骨骼肌，它们的大小、尺寸和设计各不相同，可以分为平滑肌、心肌和骨骼肌。骨骼肌与骨骼连接，使骨骼绕关节旋转。骨骼肌的这种功能使我们能够跑、跳、蹲、爬、举起和投掷物体，是我们最重要的肌肉类型。

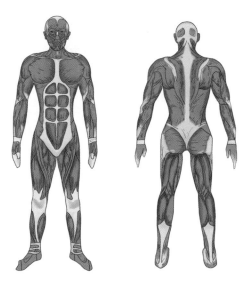

人体肌肉系统

前面谈到，肌肉组织是由筋膜组织包裹着的，筋膜组织围绕并穿入肌腹和肌纤维，在肌肉的两端形成肌腱，将肌肉"钉"在骨膜上，从而将肌肉收缩产生的力传递到骨骼上。因此，没有筋膜组织的支撑和包裹，肌肉组织将无法产生任何有用的运动。这种不可分割的组合被称为"肌筋膜系统"。

包裹肌肉组织的筋膜为深筋膜，深筋膜里面是 3 层结缔组织，即肌外模、肌束膜和肌内膜。每块骨骼肌的最外层由肌外膜包裹；每股肌束由肌束膜包裹；在一股肌束中，每条肌纤维又被肌内膜包裹，并与同股肌束中的其他肌纤维相隔离。

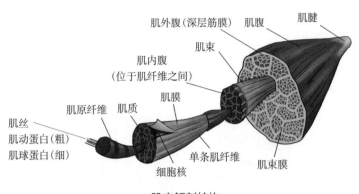

肌肉解剖结构

　　尽管所有的肌纤维的作用都是用于收缩和发力，但不同类型的肌纤维的收缩表现和基础生理特征是不同的。骨骼肌中有 3 种基本类型的肌纤维，即 I 型肌纤维、II a 型肌纤维和 II x 型肌纤维，在不同肌肉中 3 种肌纤维的占比不同。I 型肌纤维被认为是慢肌，因为其收缩速度通常比 II 型也就是快肌纤维慢。但 I 型肌纤维的有氧能力更高，故也被认为是抗疲劳肌纤维。II 型肌纤维能产生比 I 型肌纤维更大的收缩力量，但容易疲劳。II 型肌纤维可进一步细分为 II a 型和 II x 型肌纤维，II a 型肌纤维倾向于兼具 I 型和 II 型肌纤维的特征，而 II x 型肌纤维则更倾向于具有 II 型肌纤维的特征。研究发现，在维持身体姿势的肌肉中，I 型肌纤维含量更高，并且可能具有较密集的本体感受器。

不同类型肌纤维的主要特征

肌纤维特性	肌纤维的类型		
	Ⅰ型	Ⅱa型	Ⅱx型
运动神经元大小	小	大	大
招募的阈值	低	中/高	高
神经传导速度	慢	快	快
收缩速度	慢	快	快
放松速度	慢	快	快
抗疲劳能力	高	中/低	低
耐力	高	中/低	低
力量的产生	低	中	高
功率输出	低	中/高	高
有氧代谢酶的数量	高	中/低	低
无氧代谢酶的数量	低	高	高
肌浆网复杂程度	低	中/高	高
毛细血管密度	高	中	低
肌红蛋白数量	高	低	低
线粒体密度、大小	高	中	低
肌纤维直径	小	中	大
颜色	红	白/红	白

　　运动中肌肉会对重力、动量、地面反作用力和其他肌肉产生的力量做出本体感受性的反应，根据负荷、阻力方向、体位和表现动作的不同，肌肉将以主动肌、拮抗肌、协同肌或固

定肌的形式参与。虽然它们有着不同的特征,但是工作时都会与其他肌肉相呼应从而产生有效的动作。

主动肌也被称为"原动肌",指在完成某一动作中起主要作用的肌肉,担当动力的主要来源。例如,臀大肌是髋关节伸展的主动肌;拮抗肌是与主动肌作用相反的肌肉;髂腰肌是臀大肌的拮抗肌。协同肌是辅助主动肌工作的肌肉。例如,在髋关节伸展的动作中,腘绳肌和竖脊肌就是臀大肌的协同肌。固定肌也称为"稳定肌",是负责在运动中保持固定的关节位置,支撑和稳定身体的肌肉。例如,在肩关节屈曲的动作中,肩袖肌群是肩胛骨的固定肌,将肩胛骨固定并稳定在胸廓上,以抵抗手臂的重量。事实上,没有任何肌肉能单独负责特定的动作,每一个动作都需要主动肌、拮抗肌、协同肌和固定肌协调工作,只是肌肉参与某种功能的程度或多或少。

3. **局部稳定肌系统与整体运动肌系统** 目前认为有两种不同但相互依赖的肌肉系统,它们可以使我们的身体保持稳定,并能确保力的有效分配以产生运动。在这两种肌肉系统中,一种是局部的、更靠近脊柱的肌肉可以提供阶段间稳定(维持椎体与椎体之间的稳定);另一种是靠外侧的肌肉支持整个脊柱。依据肌肉和躯干的关系,可以把这些系统分为局部稳定肌系统和整体运动肌系统。

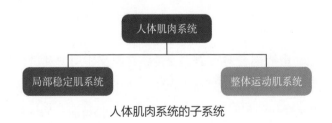

人体肌肉系统的子系统

局部稳定肌系统包括关节支持和稳定的肌肉。这些肌肉贯穿于整个核心位置，直接与脊柱相连，在功能性运动中，为椎骨提供阶段间支持和阶段外支持。这些肌肉可以稳定脊柱，使身体的其余部分稳定地产生力量。主要的局部稳定肌系统包括腹横肌、多裂肌、回旋肌、腹内斜肌、膈肌和盆底肌。不过，局部稳定肌的分布并不局限于脊柱，四肢的骨骼结构中也有肌肉提供独立的关节稳定功能。这些肌肉通常是单关节肌肉，位置靠近关节，最有代表性的是肩袖肌群。这些肌肉只跨过盂肱关节，止于肱骨近端，且产生力的能力较差，虽然在运动方面较弱，但是这些肌肉保持肩关节稳定的能力却非常出色，为肱骨头相对关节盂提供了动态稳定。其他支持外周关节的肌肉系统包括臀中肌、髋外旋肌和股内侧肌等。

整体运动肌系统主要负责运动，由起于骨盆，止于肋骨和下肢的浅层肌肉组成。主要包括腹直肌、腹外斜肌、竖脊肌、腘绳肌、臀大肌、背阔肌、内收肌、股四头肌和腓肠肌等。整体运动肌系统的体积较大，而且与躯干和四肢的运动高度相关，能够平衡施加在身体上的外部负荷，这些肌肉对于传递和吸收上下肢到骨盆的力很重要。整体运动肌系统也担负着机体的整体稳定，当人体出现关节损伤后，局部稳定肌系统会发生继发性抑制，这时整体运动肌系统就会通过增加肌肉收缩张力和过度活动对损伤做出反应，迫使肌肉放弃运动功能，转而协助稳定关节，进而造成代偿机制。

由于筋膜包裹着肌肉，所以在运动中肌肉通过筋膜网络彼此连接，形成了肌筋膜链。整体运动肌系统被分为4个独立的肌筋膜链子系统，包括深层纵向子系统、背侧斜向子系统、前侧斜向子系统和侧向子系统。体能组训人员应将这些子系统视作相互配合的功能单位来训练，而不应该在运动中只关注某块孤立的肌肉。

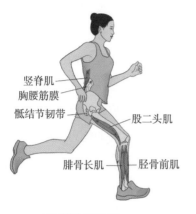

竖脊肌
胸腰筋膜
骶结节韧带
股二头肌
腓骨长肌
胫骨前肌

深层纵向子系统

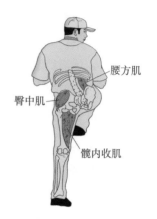

腰方肌
臀中肌
髋内收肌

侧向子系统

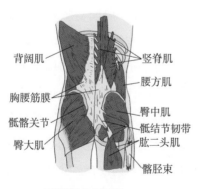

背阔肌
竖脊肌
腰方肌
胸腰筋膜
臀中肌
骶髂关节
骶结节韧带
臀大肌
肱二头肌
髂胫束

背侧斜向子系统

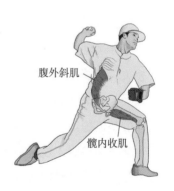

腹外斜肌
髋内收肌

前侧斜向子系统

整体运动肌肉子系统

肌肉链子系统	构成的主要软组织
深层纵向子系统	竖脊肌、胸腰筋膜、骶结节韧带、股二头肌、腓骨长肌
侧向斜向子系统	臀中肌、阔筋膜张肌、髋内收肌群、腰方肌
背侧斜向子系统	背阔肌、胸腰筋膜、臀大肌、股二头肌、髂胫束
前侧斜向子系统	胸大肌、腹内/外斜肌、髋外旋肌、内收肌群

局部稳定肌系统与整体运动肌系统在身体位置、收缩时间及对关节的影响和功能障碍的反应等特征上都不一样，其功能作用差异主要表现在以下几个方面。

（1）局部稳定肌是非方向性的，无论运动方向如何，它们都是收缩的；而整体运动肌是有特定运动方向要求的。例如肩袖肌群，无论关节位置如何，都能各自保持肱骨头与关节盂的相对位置，保持良好的关节共轴性。相比之下，胸大肌往往仅在运动方向需要时才会有特定的反应。

（2）局部稳定肌具有前馈功能，它们会在整体运动肌之前收缩，在肢体远端运动之前为关节近端提供稳定保障。但是在出现关节功能障碍后，这一自动应答的功能会出现紊乱。

（3）局部稳定肌必须同步激活以提供阶段性稳定并平衡所有关节表面的力，这样整体运动肌才能完成躯体的运动。

不管差异如何，为了促进高效运动的产生，局部稳定肌系统和整体运动肌系统必须协调一致工作，以达到平衡协调的目的。

局部稳定与整体运动肌肉系统构成

区域	局部稳定肌肉系统	整体运动肌肉系统
躯干和脊柱	膈肌	腹直肌
	腹横肌	腹内/外斜肌
	多裂肌	竖脊肌
	腰大/小肌	
	腰方肌	
	盆底肌	
髋部	腰大/小肌	臀大肌表层纤维
	盆底肌	臀中肌
	上/下孖肌	腘绳肌
	闭孔内/外肌	股四头肌
	臀大肌深层纤维	阔筋膜张肌
		髋内收肌
		缝匠肌
		梨状肌
肩部	冈上肌	胸大/小肌
	冈下肌	背阔肌
	小圆肌	前锯肌
	肩胛下肌	斜方肌
	肱二头肌	菱形肌
		三角肌
		喙肱肌
肩部		大圆肌
		锁骨下肌
		肱三头肌

三　骨骼系统

附着于骨骼的肌肉牵拉骨骼以关节为轴心产生旋转，因此人体才能够完成动作。骨骼的功能主要分为机械力学及新陈代谢两个方面，此处我们主要讨论其机械力学功能。骨骼通过向肌肉、筋膜及器官提供坚实的附着点来支撑这些组织，就类似于野外露营帐篷里柱子的作用。它们构筑了帐篷的支架，在帐篷顶、底及周边构建出空间，维持帐篷的形状，承载帐篷的重量，给篷布拉线、挂横幅提供附着点。由于骨骼末端是不规则的形状，所以骨骼不是垂直堆叠组合在一起，而是借由肌筋膜组织搭建起来的。骨骼的位置被筋膜以及包绕的肌腹的拉力维持着平衡，才不至于身体像墙一样把重量压在足底。

骨骼是人体动作系统的一部分，必然会影响到动作的产生。有一部分人因为先天发育不良或后天损伤，存在骨骼变形、不对称的情况，进而导致关节卡压、受力不均匀、活动范围受限等问题。如果是因骨骼问题导致的运动功能障碍，建议向骨科医生咨询解决方案，这已经超出体能组训者的能力范围。

四　神经系统

1. 神经系统构成　前面我们了解了肌筋膜系统和骨骼系统，现在我们来看看人体运动系统的最后一个部分神经系统。我们这里探讨的神经系统，并非学术意义上的"神经系统"，只是与肌肉相关的一小部分，即肌肉活动的神经调控部分。

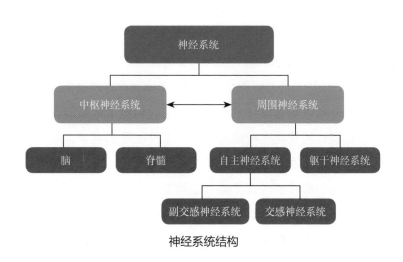

神经系统结构

　　从解剖学上讲，整个神经系统可分成中枢神经系统和周围神经系统。中枢神经系统由大脑和脊髓组成；周围神经系统则位于中枢神经系统以外，其功能是将神经脉冲由中枢神经系统传导至周围部分（如骨骼肌），或将其由周围部分返回至中枢神经系统。周围神经系统又可分运动神经系统和感觉神经系统，运动神经系统进一步分为自主神经系统和躯干神经系统两部分。自主神经系统能够调节我们自主的、本能的功能，即一些不需要通过自己思考的本能。由于部分自主神经在自然或运动（紧张）状态下会放松或兴奋，自主神经系统可进一步分为交感神经系统和副交感神经系统，这两个神经系统两权分立又互补协调。自主神经系统中交感神经系统（又称"战斗或逃跑"系统）能加快代谢过程，而副交感神经系统（又称"消化及休息"系统）则能使之变慢。运动时，交感神经把代谢能量从内脏送到肌肉，从而加速心率和呼吸速率，而副交感神经则在消化和休息时发挥作用。自主神经系统照管所有的后台活动，躯体神经系统控制骨骼肌的随意活动，在这个过程中，它将协调人体的运动和姿势。

2. **神经元**　神经系统最基本的单位是神经细胞或称神经元。神经元按其功能可分为三大类：感觉神经元（也称传入神经元）、运动神经元（也称传出神经元）和中间神经元（也称联络神经元）。感觉神经元借助周围神经系统中的神经将信息传递到中枢神经系统，这些信息将由中枢神经系统中的中间神经元加工，决定怎样改变体位或保持原

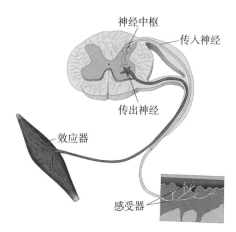

神经元传导机制

状。之后，中枢神经系统处理过的信息将沿着运动神经元到达外周的肌肉，直接引起肌肉的收缩。

3. **本体感觉**　除运动神经元外，人体为了更精准地控制身体，还需要在肌肉、肌腱和关节内及周围安装本体感应器，以监测运动的信息，将更多信息从人体外周传递回中枢神经系统进行处理、解释，并把它添加到其持续的感觉中，然后直接传出运动信息来参与运动调控。这些本体感受器（刺激敏

感的受体细胞）受到刺激所产生的躯体感觉，称为本体感觉，即神经系统感知身体空间方位的能力。

本体感受器主要有 4 种类型。

（1）肌梭：是一种梭形细胞的感受器，广泛分布于多数骨骼肌中。肌梭主要监测肌肉的伸展和长度变化速度。当肌肉被拉长时，肌梭内的纤维也会被拉长，并发送信息到中枢神经系统，报告肌肉正在被拉伸。如果肌肉处于危险的伸展长度和过快的伸展速度时，脊髓会对肌肉发出快速的反馈，使肌肉收缩从而避免进一步牵拉和受到伤害。为确保收缩的发生，神经系统也将增强肌肉的收缩效果并抑制其拮抗肌，这种现象被称为牵张反射。牵张反射是不受意识控制的，是确保组织不受损伤和维持肌张力正常的基本策略。从实践的角度讲，静态拉伸运动通常应该缓慢地进行，避免激活肌梭。但进行快速伸缩复合训练时（如起跳抢篮板球），就需要先急速拉伸肌肉，利用牵张反射效果进而产生更强有力的肌肉收缩。

（2）高尔基腱器：位于肌肉与骨骼连接的肌腱处，主要监测和帮助身体应对肌肉紧张导致的过大张力，具有保护肌肉免于受伤的作用。当拿起重物时，高尔基腱器受到刺激，会调节主动肌与拮抗肌间的肌张力，协助确定拿起重物所需的适合肌力。当拿起的重物太重，肌肉收缩的力量足够大时，高尔基腱器将向脊髓传递感觉信息，导致动作肌放松并激活该肌肉的拮抗肌。这种保护性的反射现象称为自体抑制，可以防止肌肉和关节因收缩力量过大而受伤。

（3）环层小体和鲁菲尼小体：它们主要分布在关节囊及周围组织，主要监测关节周围的组织位置和压力变化来协调关节的运动。环层小体对关节位置的任何变化都反应灵敏，并会向中枢神经系统发送多个脉冲。然而，一旦运动停止，环层小体就会静止下来并停止发送信息。相反，鲁菲尼小体则更适应较慢的变化，它们也会根据位置的变化向中枢神经发送信号，但与环层小体不同，当运动停止时，鲁菲尼小体会继续发送信号。换句话说，环层小体是通过关节位置变化而兴奋，而鲁菲尼小体则在关节运动或静止时都能被激活。总之，环层小体和鲁菲尼小体都是通过发送触发肌肉收缩停止或放缓的调控信号未保护关节防止损伤。

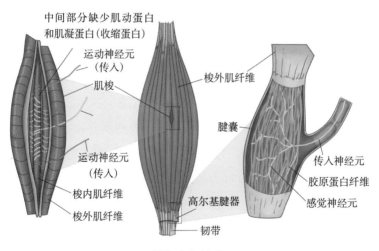

肌梭与高尔基腱器

然而，上述这些感受器只占所有感受器的 20%，剩下的80% 由贯穿于筋膜中间质感受器组成，通常认为它们仅仅是疼痛感受器。但是，近期的科学研究证实，间质感受器也能够对机械压力和张力做出反应，这正是力学感受器所具备的功能。并且间质感受器连同鲁菲尼小体具有调节心率、血压和呼吸的自主神经功能，以及经下丘脑前叶降低交感神经兴奋度的功能。这样对这些感受器进行缓慢、深入、持续的压力，可以整体降低肌肉张力，增加血管扩张和调节局部血液动力，从而改变组织的黏稠度。

4. **动作程序** 我们可以把人体想象成一部手机，手机能正常使用需要硬件和软件同时发挥作用。人体的骨骼和肌肉系统就如同手机主板及手机屏这些硬件，而神经系统就如同手机的操作系统和 App。软件是手机完成指定任务的程序，而我们人体中的软件则是指大脑存储的关于动作信息的简单方法。比如，你可以从沙发上站起来、骑车和投篮，却不用每次学习其中的力学原理，是因为身体发展出了一种允许你进行这项活动的动作程序，也称为动作模式。这样，你就不用在每次想要使用这个动作时再次重新组合每个细节。当你每次投篮时，你可以直接使用大脑存储的关于投篮的信息，而不需要重新组织每一个动作细节。动作程序分为通用动作程序和特定动作程序。通用动作程序（也称为基础动作模式）就像手机中的各种操作系统，负责日常生活中走、跳、蹲起及推拉等基础动作。特定动作程序（也称为专项动作模式）就像手机中的各种 App 软件，负责某一方面具体的动作或活动，比如跨栏、跳高等专项动作。

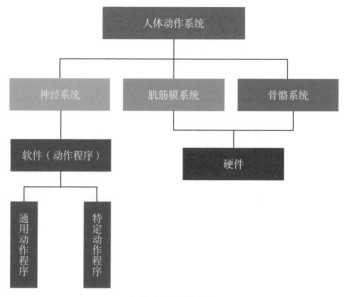

人体动作系统结构

　　动作程序被使用得越频繁就会变得越高效和完善。高水平运动员正是发展了超级精细完善的动作程序，因此才可以在不同的环境和各种高强度的身心压力下完成高水平的运动表现。但我们要记住前面提到的"训练动作＋训练负荷＝训练效果"这个公式，如果用不良的姿势完成一个动作，则这个动作必然存在代偿机制。

　　错误的动作练得多了，大脑就会把错误的动作程序进行强化记录。所以，刻苦练习不一定能产生完美的结果，只有完美的练习才可以产生完美的结果。

　　5. 感觉运动系统　我们通过观察儿童会发现，多数的儿童在能够有效地进行语言交流和可以通过观察模仿一个复杂动作之前，首先会通过感觉建立走路的动作程序。这说明人体对动作的学习是通过感觉，而不是通过语言交流或观察。我们之所以要知道这一点，是因为对我们在进行体能组训时需具有以下两个方面的指导意义。

（1）很多初级训练者在学习蹲起、投掷、推拉等新的动作模式时，组训人员更多是通过语言或动作示范的方式试图让受训者掌握动作，而不是通过自身的训练感觉。但是动作的语言是通过感觉书写的，这种感觉是通过本体感觉建立起来的身体意识。这不是说语言和观察不能够改进或帮助受训者进行动作的学习，而是说在任何可能的时候，通过运动本身来学习动作都是非常重要的。

（2）在快速完成一个复杂动作时，人体是通过之前建立的动作模式，依靠身体意识，在感觉系统的帮助下自动完成的。当身体输入的动作信息错误，建立了错误的动作模式时，或者当身体肌肉紧张、弱化及关节僵硬、不稳定时，身体就会自动传出非正常的动作信息。这将导致运动表现下降、过度消耗能量、强化疲劳感，使身体承受不必要的压力，进而导致训练损伤的发生。

总之，当动作出现问题的时候，需要考虑硬件和软件两个方面，也就是肌筋膜系统、骨骼系统和神经系统这3个要素。任何一个要素出现问题，都会对动作产生影响。目前，有些组训人员有这样一种很常见的想法：只要通过足够的练习，就可以取得好的训练效果。如果硬件可以保持最佳的工作状态，并且软件或动作程序是正确的，身体关节功能正常并且关节之间能够协调运作，那这种方法就可能是对的。但是，目前很多初级训练者在肌筋膜系统、骨骼系统和神经系统这3个要素中，至少有 1 个要素存在不同程度的问题。如果组训者选择忽略这个现状，通过持续训练虽然确实可以提高初级训练者的肌肉力量和心肺耐力，但是也会同时存在着运动表现受限、动作效率低下和训练损伤高发的隐患。

第三章 身体关节功能

　　肌筋膜系统、骨骼系统和神经系统分别体现了力量传递、结构支撑和控制协调3个方面的功能。由于动作是以关节为铰链组成的，所以研究人体动作系统的功能时要首先聚焦于关节。身体关节功能是人体动作系统功能的组成和体现，其正常与否直接影响到动作质量，并关乎运动表现的提升和训练损伤的发生。比如，当左脚踝足背屈受限，则会产生左脚踝关节功能障碍，这种情况下如果做深蹲动作，会导致出现塌腰、弓腰、躯干前倾、脚外八、膝内扣以及非对称性重心偏移等代偿动作的出现，这恰恰是形成训练损伤最主要的原因。

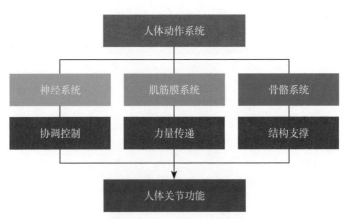

人体动作系统对应的功能结构

一 灵活性与稳定性

人体运动系统和杠杆系统很相似，都需要发力时一端稳定，另一端才能产生移动。比如，当我们把哑铃举过头顶，首先肩关节必须具有足够的灵活性，手臂才能伸展到头顶的位置；其次，肩胛骨附近的稳定肌必须先启动把肩胛骨固定在躯干上，并保持其在相对稳定的位置，这样手臂才可以在稳定支撑下完成挥臂等动作。所以，关节运动包括灵活性和稳定性这两个功能属性。

人在学习一个新的动作模式或技术时，首先会建立一个动作程序，而身体关节灵活性和稳定性的水平会影响到动作程序。如果一个动作的问题是因为灵活性降低（肌肉紧张或关节僵硬）或稳定性降低（力量、协调或控制不足），那么动作模式就会改变从而发生代偿。错误动作程序的输出会在以后的训练中引发问题，尤其是当其他动作模式或动作程序与之关联的时候。

灵活性和稳定性是力量、耐力、速度、柔韧、爆发力的基础组成模块，如果基础模块没有准备好，动作就会存在代偿，造成动作效率和运动经济性降低。在关节没有良好的灵活性和稳定性的情况下，训练将会发展出错误的动作程序，不但会让人产生挫败感，影响运动表现，也会造成不必要的内部压力，从而导致训练损伤。

二　身体运动链模型

　　人体为了执行协调高效的运动，需要由关节的灵活性和稳定性相互交替组成运动链。格雷·库克（Gray Cook）提出了人体各关节灵活性与稳定性交替的模型，来描述运动链中各个环节的功能。运动链模型指出，运动中关节会更倾向于灵活性和稳定性中的其中一个属性。简单可划分为，在足底、膝关节、腰椎骨盆复合体、肩胛胸廓、肘关节和颈椎部位突出稳定属性，而在踝关节、髋关节、胸椎、盂肱关节、腕关节和枕骨下区域突出灵活属性。

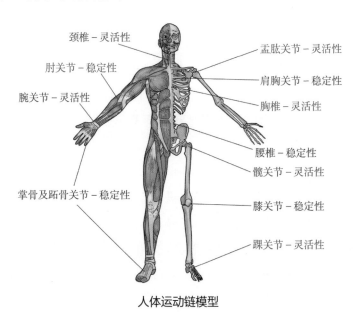

颈椎 - 灵活性
肘关节 - 稳定性
腕关节 - 灵活性
掌骨及跖骨关节 - 稳定性
盂肱关节 - 灵活性
肩胸关节 - 稳定性
胸椎 - 灵活性
腰椎 - 稳定性
髋关节 - 灵活性
膝关节 - 稳定性
踝关节 - 灵活性

人体运动链模型

　　运动链中各环节关系发生变化时，就会出现关节功能障碍。比如，需要稳定的关节变得过度灵活，而需要灵活的关节变得不够灵活。多数情况，膝关节、腰椎骨盆复合体和肩胛胸廓容易成为过度代偿的部位，这也是大多数初级训练者会抱怨出现疼痛的地方。关节功能的改变也将改变该区域的肌肉张力。以肩胛胸廓关节为例，如果肩胛胸廓稳定性丧失，会使肩袖肌群张力增加以提高肩胛骨的稳定性，这将导致盂肱关节灵活性减小。盂肱关节运动时将驱动肩胛胸廓关节移动，会使肩胛骨功能障碍延续。此外，随着肩胛胸廓关节变得不稳定，颈部肌肉将处于紧张状态以试图稳定和固定肩胛骨，这将导致颈部肌肉僵硬，颈椎压力增加，会加重运动功能障碍。

常见的关节功能障碍表现

灵活性受限的部位	导致的主要代偿现象
踝关节	膝关节外翻、足旋前
髋关节	骨盆后倾、腰椎弯曲、骶髂关节紊乱
胸椎	骨盆后倾、腰椎弯曲、肩胛胸廓不稳定
盂肱关节	肩胛胸廓不稳定、颈椎关节紊乱

虽然运动链的某些环节可能被设计更好地用于稳定，而其他环节被设计更好地用于灵活，但要注意的是，所有关节必须在某些特定时刻是稳定的，而在其他时候又是灵活的。比如，髋关节突出灵活属性，但其也需要稳定属性来控制力量和产生运动。所以，这两个功能属性都必须被重视，并分别在运动链的每个环节上协调运行。不同关节突出的属性只能作为运动链各环节的一般性功能指导方针。

　　纠正训练的目标就是要制订符合运动链各部位功能的纠正策略，使失去灵活性的关节重新变得灵活，使应该稳定的关节变得更加稳定。通过改善功能障碍关节周围肌肉的协调功能，来改善关节的共轴性，并引导受训者如何使运动链在适当部位实现最佳的灵活性和稳定性。通过纠正练习，使受训者将新的关节位置整合到基础运动模式中，从而阻止关节功能障碍的延续。

三　躯干稳定

　　动力链的理论使我们了解到高效的动作依赖于一个既可活动又稳定的关节，如果关节的灵活性和稳定性丧失，那么动作就会通过某种方式代偿。以全身为一个整体来看，要产生高效的运动，躯干必须足够强壮，保持脊柱和骨盆的稳定为四肢灵活运动提供锚点，这样力量才能向四肢传递，以促进运动的发生。大多数产生爆发力、速度、力量和敏捷的发力动作都要求在四肢自由运动时，躯干可以保持中立位延长以形成一个稳定的姿势。

　　这里说的躯干稳定包含狭义和广义两层意思。狭义主要指的脊柱稳定，是由腰椎、骨盆和髋部的肌肉与关节组成的身体区域，也可以叫作核心功能区域；广义是在狭义的基础上把胸腔囊括进来，形成胸腔骨盆的三维复合体。维持躯干稳定最重要的是支撑前面和两侧的腹横肌，控制后面的腰方肌及分别控制脊柱前后方的腰大肌和多裂肌，另外还有膈肌和盆底肌。这些结构以筋膜连接到胸腰筋膜上，向下连接到骨盆底部筋膜。它们总体上起到为运动链提供稳定的支撑基础，并且作为上肢和下肢之间的中继站和起到支持内脏的作用。

躯干稳定的 3 个主要机制：腹内压、液压放大器和肌筋膜。

1. **腹内压**　是由于膈肌在吸气过程中下降，产生胸腔负内压，空气被吸入肺部，同时下压腹部内脏而产生的压力。肋间肌会收缩抵抗这种内压变化，而腹部肌肉（特别是腹横肌）则会收缩以维持腹腔正压和防止内脏下垂。在此过程中，盆底肌同步激活，以帮助保持控制和支持腹腔骨盆内脏。该过程可增加腹内压，维持躯干稳定。可以认为腹内压是产生外部稳定的内压力，或者想象成在盒子里吹起一个气球，以提高盒子内部稳定性。

由于膈肌在呼吸和躯干稳定中的双重作用，这里需要特别提及膈肌的作用。膈肌是保持躯干稳定以及改善腹内压的关键。膈肌附着在腰方肌、腰大肌和腹横肌上，由于其独特的附着部位，膈肌与筋膜附着相互连接用于稳定胸腰段交界处。此交界处是躯干稳定的重要区域，如果该处的稳定性丧失，将导致胸腰段肌肉张力增加、呼吸模式改变等许多问题，从而产生运动功能障碍模式。

2. **液压放大器**　埃文·奥萨尔（Evan Osar）认为，液压放大器的作用是肌肉在筋膜内收缩时发生的。所有的肌肉都被包裹在筋膜内，当它们收缩时，会将筋膜往外推，最终围绕在关节周围进行加固强化。对于脊柱来讲，胸腰筋膜内的竖脊肌和多裂肌的收缩会产生伸展力，可辅助脊柱的伸展。当腰骶的多裂肌收缩时，会向后挤压到胸腰筋膜，同时伴随着腹横肌的收缩以提供阶段性的稳定。

3. 肌筋膜 如前所述，筋膜将肌肉相互连接起来，形成围绕胸腔和四肢的 4 个肌筋膜链。这些肌筋膜链为躯干稳定提供了力封闭以及随后的稳定性。每条肌筋膜链都不是独立工作的，它们相互重叠、相互连接，根据具体任务在 3 个运动平面内协调运作为躯干提供外部稳定。比如，背侧斜向子系统和前侧斜向子系统穿过身体中线链接对侧肢体，为躯干提供了交叉稳定，形成了"披肩效应"。因此，任何一个肌筋膜链的子系统功能丧失或力弱，都会导致躯干稳定性下降和产生功能障碍。

躯干的稳定需要 3 个机制同时起作用，但 3 个机制又有主次之分。肌筋膜链维持躯干稳定前提是腹内压和液压放大器能正常发挥功能，这是肌筋膜链有效生产力的必要前提。如果想提高躯干的稳定性，则需要同时把 3 个机制进行整合练习。很多初级训练者认为卷腹和仰卧起坐一类的腹肌训练可以增强躯干的稳定性。确实，一个强壮的身体中段是躯干稳定的基本组成模块，但是躯干稳定性是不可能通过卷腹或仰卧起坐这种脊柱运动训练出的，而且还会因为脊柱生物力学的改变造成额外的损伤。要训练躯干的稳定性，需要在四肢产生运动的时候保持躯干的稳定，因此必须用生活或训练中所要使用的方式来训练躯干稳定性。

四　关节功能障碍

关节功能障碍指两个相关的生物力学功能障碍，会导致关节运动和本体感受出现异常。关节功能障碍中关节活动度减少就是导致身体疼痛最常见的原因之一。一旦损伤和不良体态等因素导致关节失去其正常的活动范围，其周围肌肉就会痉挛和收紧，以减少相关部位的压力，防止更多的运动和进一步的伤害。这些过度活跃变紧的肌肉会导致长度 - 张力关系发生改变，而长度 - 张力关系的改变进而导致肌肉募集模式的变化，也就是改变了正常力偶关系。力偶关系的改变又导致了关节运动轨迹的改变，最终导致关节结构和功能效率低下。

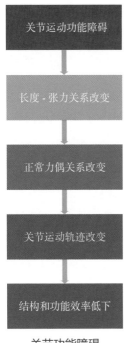

关节功能障碍

第四章 产生训练伤的原因

谈到训练，一定避不开训练伤的话题。大多数初级训练者都会经历一次以上程度不同的训练伤，而训练伤的预防与恢复很大程度上取决于自身对运动障碍综合征的认知与态度。

一 运动障碍综合征

因为训练伤、重复性动作和不良姿势导致的肌肉紧张、肌肉无力和关节运动改变，会造成可预测的组织压力过大和功能障碍，这将使神经肌肉控制能力下降并产生细微创伤，从而引发累积损伤循环，累积损伤循环造成肌肉失衡和运动表现下降，并最终造成疼痛。这些有预测性的损伤和功能障碍会导致运动障碍综合征。

运动障碍综合征是指人体动作系统的结构完整性因组件排列错乱而受累及的状态。如前所述，人体动作系统是一个综合的系统，肌筋膜、骨骼和神经系统中任何一个系统损伤都会导致其他系统产生代偿与适应。人体动作系统中每个组件的最佳排列和正常工作取决于在此内部相互依存的系统中各个组件结构与功能的完整性。这样的结构系统称为姿势。姿势是指人体动作系统在既定时间内所有组件的独立和相互依赖的排列及功能，它们受中枢神经系统控制。所以，人体动作系统的损伤会通过身体姿势呈现出来,而身体姿势的改变又会导致肌肉长度 - 张力关系的改变和肌筋膜粘连的形成。

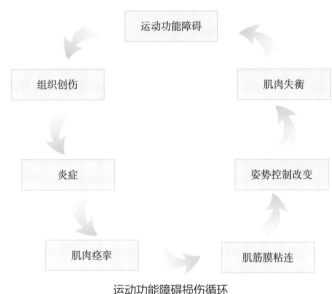

运动功能障碍损伤循环

1. **肌筋膜粘连**　肌筋膜粘连被认为与该部位软组织之前的创伤有关。生活和训练中的不良姿势、过多的运动、过少的运动或伤病等都会引起身体其他部位肌肉的紧张或薄弱,从而使一块肌肉代偿其他肌肉的功能。随着时间和强度的积累,这块肌肉就会因超负荷工作而过劳,持续的刺激还会导致身体组织微观的撕裂或运动中的创伤,进而引发炎症。炎症会刺激身体的疼痛感受器,引发自我保护机制,使肌肉张力提高并且引起肌肉痉挛。这种肌肉痉挛是肌梭活性加剧而形成的一种微观痉挛，会导致软组织中形成粘连的结节点，这种结节点被称为扳机点。

2. **扳机点内软组织** 是通过无弹性的胶原蛋白随机集合形成的，这些无弹性的结缔组织杂乱的纠缠在一起，阻止了肌纤维的正常滑动，造成正常软组织延展性的改变，以致产生非正常的活动，形成的代偿机制会进一步导致肌肉失衡和潜在损伤。扳机点处的肌肉对压力异常敏感，当被按压时会出现刺痛的感觉。这会增加整个肌肉的内部张力，也会引起身体其他部位的放射性疼痛。在处于非常紧张状态或体积很大的肌肉中，又或是因为过度拉伸或过度使用的肌肉中都会出现扳机点。

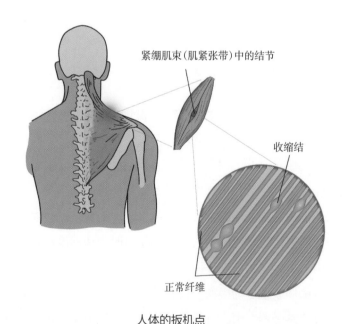

人体的扳机点

二 运动障碍综合征的产生机制

1. 交互抑制 累积损伤循环中引起的肌肉失衡和力偶关系的改变，进而导致错误的动作模式及较差的神经肌肉控制，是因交互抑制改变所造成的。交互抑制改变是主动肌紧张导致其功能性拮抗肌的神经驱动降低。比如，肱二头肌和肱三头肌互为拮抗肌，当我们做哑铃弯举时，肱二头肌收缩时就需要肱三头肌放松，这就是交互抑制在起作用。大脑通过交互抑制过程来减弱拮抗肌的张力，从而促进主动肌的收缩。当交互抑制改变时，僵硬的肌肉会使得拮抗肌的张力减弱，导致这一关节周围的相互作用力之间的正常关系被打破，进而力偶关系改变。举例来说，我们大部分时间都处于坐姿状态，这种姿势会使得像髂腰肌这样的髋屈肌过度紧绷，进而使臀大肌这样的髋伸肌的神经冲动减少，削弱了臀大肌的神经募集，改变了髋关节周围正常的力偶关系。

2. 协同主导 交互抑制的改变会导致协同主导。协同主导是一种神经肌肉现象，当协同肌取代薄弱或受抑制的主动肌发挥作用时就会出现这种现象。协同主导会引起错误的动作模式，而且可能导致组织过载，降低神经肌肉效率并造成损伤。比如，髂腰肌若持续性处于紧张和高张力下，会抑制神经系统对臀大肌的神经传导，阻碍臀大肌的收缩，导致交互抑制的改变。所以，为了补救臀大肌无力这种情况，臀大肌下方的腘绳肌和上方的竖脊肌会被身体调动，以代偿充当主动肌的臀大肌的力量不足。协同肌通过这一机制补救和执行主动肌的运动，但协同肌最初的作用是辅助身体执行运动模式，而不是启动运动模式。所以，协同主导会导致协同肌积蓄过多的张力和压力，进而引发肌肉痉挛、肌肉撕裂以及肌肉损伤，直到身体出现疼痛。协同主导机制使得相关关节周围的相互作用力产生一定的变化，力量平衡被打破，存在于关节内部的平衡力差异越大，该关节的运动功能就会受到越大的限制，在这种情况下，关节功能障碍就会出现。

三　关节功能障碍的损伤循环

　　动作的载体是关节，预防训练伤的出现要以恢复关节功能和提高神经肌肉控制为主，这样才能避免出现运动障碍综合征，终止损伤的循环。我们还是用坐姿为例，当我们坐着时，髂腰肌和股四头肌等髋屈肌因为缩短而紧绷，产生臀大肌的交互抑制，削弱了臀大肌的肌纤维募集和发力；然后协同主导机制出现，腘绳肌和竖脊肌代偿臀大肌的功能，促使髋关节相对向前运动，进而髋关节周围肌肉组织失衡，削弱了其正常的运动能力。负责稳定髋部和骨盆的肌肉群（核心功能肌群）也会发生神经肌肉抑制，导致躯干稳定性下降。一旦髋关节和骨盆处的稳定肌群不再正确地发挥作用，在执行动作时，这两个关节在活动时就会承受很大的压力。长期下来，会导致炎症和疼痛，这可能是导致大腿后侧肌群拉伤和下背疼痛的主要原因。这种疼痛引发了代偿性运动模式，它实际上可能就是疼痛的根源，进而引发其他部位的疼痛，形成损伤循环，这个道理适用于身体的所有关节。

人体运动系统中的任何一个部分如果没有正常运作，整个系统就会出现机能紊乱，引发一系列肌肉失衡问题，最终会通过关节功能障碍呈现出来。如果不采取对应策略的话，肌筋膜张力会持续积累，关节受到的压力差异会越来越大。即使这些代偿能使身体在后几年里继续运作，但是它已经不是一种正常的运作方式了。人体十分擅长进行代偿，如果有一天这种代偿无法再维持下去，它会通过撕裂、无力、发炎和疼痛等方式让身体知道。

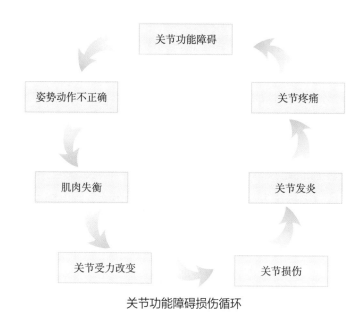

关节功能障碍损伤循环

四 聆听身体的疼痛

　　"流血流汗不流泪"这是训练中耳熟能详的一句话,但是很多训练者都曲解了这句话的含义。他们认为这句话的意思是在训练中无论身体出现怎样的不适、疲劳或者疼痛,都要咬牙坚持,坚决不能放弃。这种顽强拼搏、永不放弃的训练精神是值得肯定和发扬的。但是,如前所述,顽强拼搏精神的培塑不一定非要建立在损伤身体的基础之上。这种精神被用到训练中以鼓励自己战胜疲劳,是有帮助的;如果用到训练中以无视疼痛,希望通过忍耐疼痛来解决问题,那最终将会出现更大的问题。

　　多数训练者并没有真正意识到疼痛对人体起到的预警作用。身体有很强的自我保护机制,疼痛是身体的预警信号,预示着身体哪里出现了问题,需要检查与纠正,以免对身体造成更大的危害。但是很多训练者却在疼痛的情况下,仍迫使自己坚持训练,并长期通过忍耐、佩戴护具或服用止痛药等方法来掩盖疼痛。比如,你现在正驾驶着吉普车在公路上风驰电掣,这时突然仪表盘上警示灯亮了,你会怎么处理?随手拿本书挡在仪表盘上然后继续行驶,当作看不见警示灯?还是停下车仔细检查,尝试搞清楚到底是什么地方出了问题,然后根据情况试着自己处理或者寻求帮助?如果你在车子发出警示的情况下继续行驶,就可能会损坏车辆或者给自身安全带来隐患。

　　当车辆发出故障信号,停车检查清楚问题是符合正常逻辑的。假如你在跑步的时候感觉到了膝盖疼痛,如果你无视膝盖疼痛的信号选择继续跑步,并且忍着疼痛跑了很多次,最终你会因为疼痛加剧开始佩戴护具、服用消炎药或做红外理疗等，尝试掩盖下一次跑步时的疼痛。这样的做法跟挡住仪表盘上的预警红灯殊途同归，没有解决根本问题。膝盖疼痛可能仅仅是因为肌肉失衡导致关节受力改变，从而产生不必要的压力引起的，如果选择无视疼痛并迫使膝关节继续运动就会造成更加严重的伤害。

疼痛还会改变本体感觉。如果疼痛改变了身体意识，那么身体可能就会下意识产生代偿动作以避免疼痛。这样你大脑里的动作程序就被错误的输入改写，大脑就得不到应有的信息来产生和反应正确的动作，之后输出的也都是代偿的动作模式。这样的代偿动作会在身体的其他部位制造压力，会产生新的问题，从而导致更大的风险和更加复杂的症状。

训练后感觉身体酸痛是正常现象，但酸痛的位置只限于肌肉组织，不应该是关节，并且酸痛的时间一般不会超过 48 小时。关节为动作创造了框架，肌肉则在关节周围交叉连接，帮助身体完成动作和吸收动作中产生的压力。肌肉组织里有丰富的血管网络，血液循环给肌肉组织带来丰富营养物质的同时也会清理掉代谢废物，从而可以使身体从疲劳状态得以快速恢复。然而，关节却没有类似的循环系统，不能像肌肉一样高效地处理炎症和损伤。关节长期得不到有效恢复的结果，必然会引发炎症，进而导致关节功能障碍。

疼痛不是敌人，在你没有真正了解疼痛之前，你是无法战胜它的。疼痛是一种提示你身体有问题或有潜在问题的预警信号。重视这个信号，探究信号背后隐藏的原因极为重要。当你选择忽视疼痛的时候，伤病就注定将伴你前行，同时你也会失去改善动作和提高训练成绩的机会。如果你有着持续的疼痛和未解的伤病，请不要再坚持训练，停下脚步，仔细聆听自己的身体，应咨询医生或体能教练，试着去找到和改善背后隐藏的问题，最大限度地延长自己的运动生命，以保持高昂的战斗力。

第五章 限制运动表现提升的原因

一 运动表现金字塔模型

运动表现金字塔可帮助大家更直观地了解人体的运动进阶。金字塔由 3 个区域 5 个层级组成，不同的颜色代表了不同的功能区域，每一个层级都代表了一种运动训练形式。金字塔必须由下而上搭建，按照每一层的内容逐步进阶。

1. **层级划分** 金字塔的第一层是关节功能训练，主要是在建立良好的呼吸模式基础上，围绕关节的灵活性与稳定性展开，目的是消除关节功能障碍；第二层是基础动作模式训练，后面会做具体的论述；第三层是运动素质训练，也就是围绕着力量、耐力、速度、敏捷和柔软五大素质展开，目的是建立训练时所需的运动能力；第四层是功能性训练，主要围绕日常生活和训练中经常用到的动作展开，目的是使身体所具备的运动能力被高效地开发和利用，尽快达成训练目标；第五层是技能训练，主要围绕着技术练习展开，目的是提高技术动作的熟练度，也可以称为专项动作模式。

2. **基础动作模式** 动作模式是由大脑控制的一系列单个动作的组合，类似于信息数据模块，其本质上类似于大脑运动程序。也可以将动作模式解释成多个单一动作的组合，用以实现某种特定的功能。大脑中存储的动作模式越精准，其运行

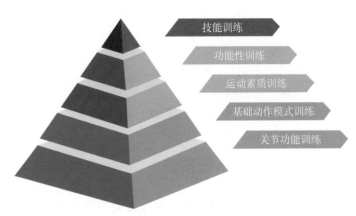

运动表现金字塔模型层级划分

效率越高，并可减少大脑的处理时间，就像电脑将多个相关内容的文档存储在一个文件夹中，以便更好地组织和管理信息一样。第二章我们谈到，人体的大脑像一个收集、存储并输出数据的软件程序。为了指挥肢体做出各种动作，我们的大脑编制出各种动作程序模式，也就是让身体根据特定的程序模式产生反应的代码。这种动作程度模式让我们不用每天重新学习走路、开车和用筷子吃饭等动作。

动作模式可以细分为基础动作模式和专项动作模式。基础动作模式是由信息和基本动作构成的，这个模式适用于所有人。比如婴儿通过本体感受经历了相同的动作发展过程，从仰卧支撑、滚动、俯卧支撑、四足爬行，最终发展成包括移动、重心变化、推拉和旋转在内的 4 个方面的基本动作模式，比如跑步、下蹲、弓步等。只有基础动作模式建立得坚实牢固，才能构建出技能训练中更加复杂的专项动作模式。所以，在神经系统快速发育的儿童时期就开始练习基础动作模式，会培养出让其受用终身的运动能力，这也是某些人能够快速掌握动作技能，表现灵活、矫健的原因之一。所有的复杂动作模式都是由基础动作模式组合而成的。举例来说，基础动作模式就好比笔画中的横、竖、撇、捺、钩，只有能把这些笔画写好，将来组合起来才能形成各种漂亮的汉字。所以基础动作模式好的人，他的专项动作模式才有可能做得更好。

在运动训练中，挥动球拍、抢篮板、投掷铅球等动作都是身体选择不同的基础动作模式，以多平面综合的方式起作用。就算是跑、跳、蹲、拉这样的基础动作模式，身体也会通过运动链将力分布在尽可能多的关节上，以减轻每个区域的压力。当运动链上的任何关节出现疼痛和功能障碍时，必然会产生动作代偿机制，影响到基础动作模式，进而影响到人体动作系统，形成损伤循环，最终导致运动障碍综合征。所以，通过纠正训练改善关节功能障碍后，必须重新回归到基础动作模式中，重新建立正确的动作程序。

3. 区域划分　运动表现金字塔的第一层关节功能训练和第二层基础动作模式训练组成了自由活动能力区域；第三层运动素质训练和第四层功能性训练组成了功率输出能力区域；第五层技能训练组成了技术生成能力区域。比如，把初级训练者培养成一名高水平运动员，就要遵循运动表现金字塔的进阶规律。由于先天的发育、后天的习得性行为或伤病都会导致某些训练者在开始训练之前身体姿势的排列就没有对位对线，存在肌肉失衡和关节功能障碍，躯干的稳定性和四肢的灵活性受限，基础动作模式呈现出代偿现象。所以，对于这些训练者，训练的主要目的首先应是恢复其正常的关节功能，提高身体关节的延展性和稳定性，改善动作质量，使他们具有自由活动的能力。如果缺失自由活动能力而过早的进行像 5 公里跑、负重深蹲等这样的运动素质训练，就会加重他们的关节功能障碍和代偿动作模式。随着训练强度和时间的增加，已功能异常的关节就会随着压力和微创伤的积累而加速关节损伤循环过程，直至训练伤的出现。

当训练者具备了自由活动能力后，就可以遵循一般训练原则，通过调整训练方式、训练顺序、训练负荷、训练频率等训练变量并结合训练者的自身条件，制订出适宜的训练计划，在不同阶段有针对性地提高训练者速度、耐力、爆发力等运动素质，以获得运动效率的提升，增加运动中功率输出的能力。最后将技能训练内容的比重增加，提高专项运动技巧的熟练度，获得完成技术动作所需要的运动能力。按照这样的顺序进行区域能力提升，才能保证训练者获得最佳的运动神经肌肉效率。

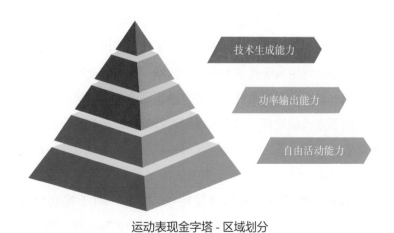

运动表现金字塔 - 区域划分

二 运动人群的 4 种类型

依据运动表现金字塔的 3 个区域能力强弱的不同，可以把运动人群分为 4 种类型。

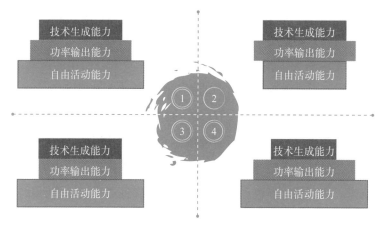

运动表现能力的不同象限

1. **最佳理想运动型**　这类运动人群具有完整的自由活动范围，能够在不同的姿态下展示身体控制和动作意识，有良好的动作链接或动力链结构，并且拥有中等水平以上的整体功率输出和流畅的动作技术。这类人群拥有扎实的自由活动能力作为基础，能稳固地承托起功率输出能力和技术生产能力。这类人群的动作模式、动作效率和运动技术都是平衡的，3 种能力呈最佳分布结构。

2. **自由活动能力缺失型**　这类运动人群的特征体现在其功率输出的能力超过了其自由活动的能力。这类人群由于一些动作模式中的灵活性或稳定性不足，限制了身体在一些简单或基础位置的动作能力，存在不同程度的动作代偿，但是它们确有非常不错的功率输出和恰当的技术水平。运动训练者中的很多体能尖子都属于此类人员，他们可能没有经历过伤病，并且有不错的运动表现，但是他们仍然需要提高和改善自由活动能力，否则其运动表现能力很难再有大的提升。如果训练强度突然增大，超过身体代偿的承受范围，伤病就会随之出现。因此，无论是为了预防损伤，还是为了开发未经使用的运动潜力、提高运动表现，自由活动能力都必须首先得到提升。

3. 功率输出缺失型　这类人群在专项运动中会表现出较佳的技能水平，具有执行多种任务、活动和技能所必需的动作模式，但是缺乏整体运动能力或在简单动作模式下输出力量的能力。按照循序渐进和超负荷原则，在保证自由活动能力和技术生产能力不受影响的情况下，逐渐增加力量、速度、耐力、敏捷和爆发力等运动素质的训练，会提升这类人群的功率输出。有一些训练者，做动作自然流畅，就是感觉好像没有"劲"，这类训练者可能就属于爆发力输出不够或能量代谢不足的第三类人群，这部分训练者才是真正需要加强发力或负重训练的人群。

4. 技术生产能力缺失型　这类人群具有良好的自由活动能力和不错的功率输出的能力，但是却没有熟练掌握运动技术，运动技术不足以产生预期的效果。这类人群提升运动表现的关键就是改善技术训练方法和增加技术训练时间，他们可以从技巧训练中获益，改善动作力学或增强对动作的感受以达到更高的运动表现。没有大量的正确挥拍技术练习或大量的接球技术练习，是不能期待通过"蛮力"就能改善乒乓球比赛的运动表现的。

因此，天生具有较强身体素质的训练者，需要加强基础动作模式训练来保持最佳的自由活动能力；天生具有出色的动作模式的训练者，需要通过努力训练才能维持高水平的运动能力和力量输出；身体素质和动作模式都较好的训练者，则需要不断地训练基础技能和专项技能；而那些掌握技能较快的训练者就可以将训练重点放在基础动作模式和体能训练方面。所以，知道自己所处的象限对于训练计划的制订具有重要的指导意义。

三　找到自己的训练短板

"木桶定律"告诉我们，水桶能装多少水取决于它最短的那块木板。同样这个定律也适用于运动表现上，训练重点应该放在提升缺失区域，而不是强化优势区域。

"短板"是用来形容运动表现提升的限制因素，可能是一个不正确的动作模式、不足的耐力、错误的协调机制、受限的运动技巧或是缺乏柔韧性等。只有找到自己的训练短板并进行有针对性的训练，才能够提升运动表现和减少训练损伤。

比如训练者 A 和训练者 B，他们的 400 米跑成绩都是 1 分 3 秒，这是否意味着他们想进一步提升成绩时可以使用同一个训练计划呢？答案是否定的。虽然他们表现出的运动表现一致，但是真正限制他们运动能力提升的原因可能不同。训练者 A 属于第 2 种自由活动能力缺失的人群，限制其运动表现提升的短板更多是像膝内扣或骨盆前倾这类的原因。问题在于关节稳定性和灵活性的丧失，训练的重点应该放在改善关节功能障碍和动作模式上。训练者 B 属于第 4 种技术生产能力缺失人群，限制其运动表现提升的短板更多是因为对运动技术掌握的熟练度不够，那他的训练重点就应该放在跑步技巧和全程节奏的掌控上。正是由于每个人运动表现金字塔的区域能力强弱不同，所以简单复制其他人的训练计划是不能带来预期训练效果的。通过测试知道自己缺失的区域能力，找到自己的训练短板，是制订科学的训练计划，提升运动表现的第一步。

体能组训者只有进行个性化执教，才有可能在不造成伤害的情况下协助受训者提高其运动训练水平，而进行个性化执教的第一步是进行训练前的测试评估。当前较为常规的测试包括运动功能测试、运动能力测试等。在运动能力测试中，运动表现金字塔的不同区域能力都有对应的测试方法，比如评估功率输出能力，可以通过一次反覆最大重量（1RM）杠铃深蹲来测试下肢的最大力量、通过垂直跳跃来测试下肢的爆发力、通过 T 形跑来测试敏捷性、通过 2 400 米跑来测试有氧能力，这样的测试方法有很多。但目前在运动训练实施过程中，身体功能测试（关节功能筛查、动作模式质量测试等）尚未引起足够的重视。针对当前运动训练中普遍存在忽视自由活动区域能力的现状，本书主要介绍关节功能的筛查评估与纠正。如果出现关节功能障碍，即使运动技术和功率输出水平尚可，那么建立在这种关节功能障碍之上的所有运动依然有存在缺陷或增加风险的可能。只有具备良好的关节功能，能够完成标准基础动作，力量、耐力、协调性和技术的掌握等其他因素才能在预防训练损伤和提升运动表现中发挥作用。

本书论述的主要目的就是要在训练之前进行关节功能筛查。关节功能障碍导致的错误动作模式会降低运动质量、增加受伤风险。如果能够发现关节功能的缺失，并对筛查结果进行分析评估，就可通过简单的训练加以纠正，进而终止运动障碍损伤的循环。

四　改善运动经济性

在 2021 年东京奥运会上，苏炳添以 9.83 秒的成绩打破亚洲百米纪录，并成为首位闯进奥运男子百米决赛的中国人。其实，苏炳添在早些年就已经在技术和体能上达到巅峰水平了，后期苏炳添将训练的重点转移到动作模式上，比如通过呼吸训练提高了躯干稳定，运动经济性得到了改善，进而再一次创造了历史。由此看出，运动经济性是影响运动表现提升的重要因素。运动经济性是对给定运动速度下的能量消耗的测量。运动经济性高的训练者在跑步这类的运动中会消耗较少的能量。已被证实，因关节功能障碍及不良的姿势造成运动中的能量丢失是影响运动经济性重要因素之一。运动中产生的能量如果没有全部作用到该动作上，就会发生能量丢失。能量的丢失不但影响运动经济性，也是造成训练损伤的重要原因。能量守恒定律告诉我们，能量总要去到某个地方，那些没有作用到动作上用来输出力量的能量，就会在身体内部制造压力。这些压力会在身体其他部位导致不必要的内耗，造成肌肉和肌腱的拉伤或关节和韧带的扭伤。这些丢失的能量产生的压力或创伤可能在短期不会显现，但如果压力不能解除，就会随着损伤循环的积累，必将夺走更多的自由活动能力，迫使身体花费更多的能量并制造更大的代偿来维持现有的运动效率，最终身体会为此付出惨痛的代价。

比如一个训练者的髋关节灵活性受限，这就成为他运动能力的短板。如果他坚持认为力量和耐力训练才是他最需要提高的，那么他的训练应该会出现很多的能力丢失。如果他选择冲山头来提升腿部的力量和耐力，其运动经济性则会越来越很差。冲山头时需要把膝盖尽可能地抬高，才能达到理想的步长。但是他没有最佳的髋关节活动度，冲山头时必然动作代偿从而使用错误的动作模式。不良的姿势几乎都会造成能量丢失，这名训练者的正确做法是对其受限的髋关节进行纠正训练，恢复髋关节的自由活动范围，而不是绕过短板并因此引发更多的压力，导致运动经济性进一步降低。逃避解决不了问题，不要觉得把精力花费在关节功能修复上是和提高训练成绩没有关系的事情，恰恰相反，这正是体现科学组训的关键所在。本书提供筛查的目的就是用来找到运动链中的功能不良关节，一旦找出就可以用我们提供的纠正方法来恢复这个关节的功能，然后再次测试看是否有所改善。真正聪明的训练者会花费更多的精力在自己的短板上，而不是着重炫耀自己的长处。只有坚持改善和提高自己的短板，获得最佳的运动经济性，才有可能创造更多的奇迹。

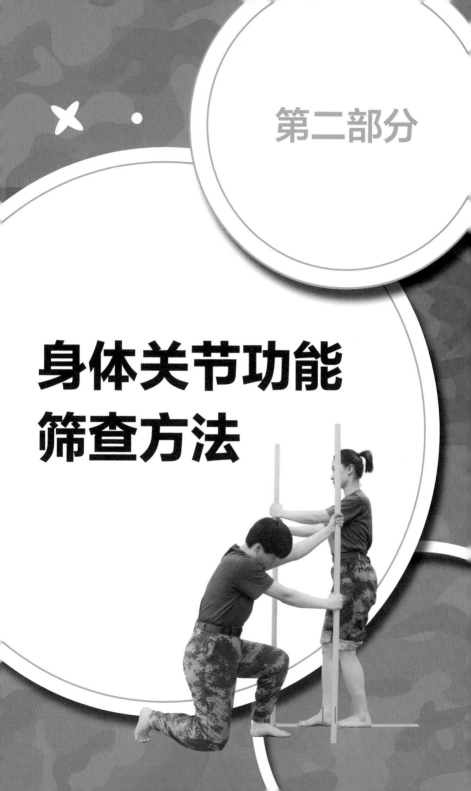

第二部分

身体关节功能筛查方法

第六章 身体关节功能筛查技术基础知识

一 筛查必备知识

开始进行身体关节功能筛查前，应当清楚辨识以下身体骨性标志和体表标志。

1. **足内踝** 又名合骨，即胫骨下端向内的骨突。
2. **髂前上棘** 指髂嵴的前端。
3. **肩峰** 指肩胛骨的外侧端。
4. **远端腕褶痕** 屈腕时，靠近掌根的第一条褶痕。

二 筛查器材

筛查器材可以使用相应的替代测试工具，但应当满足筛查测试的要求。

（1）两根直径超过 3cm 的 PVC 管或木杆（长 150cm）。

（2）一支记号笔。

三 筛查站位

测试员在筛查期间应当注意与受试者之间的位置和测试中的走位，保证既不影响受试者进行测试，又能让自己便于观察整个筛查过程中的所有细节。

1. 距离　测试员应与受试者保持一定的距离，以保证测试员在测试过程中不影响受试者完成筛查规定动作。同时，测试员能全局观察受试者的测试过程，能够清晰地判断受试者的动作是否符合测试标准。

2. 走位　测试员在测试过程中可以根据测试需要通过移动进行观察视角的转换，清晰地观察受试者在测试过程中的动作，进行准确的判断。测试员可以采用正面观察也可以采用侧面观察。

四　身体关节功能筛查顺序

足踝背屈→直膝抬腿→单腿平衡→胸椎旋转→肩部回旋→俯卧推起→四足抗旋。

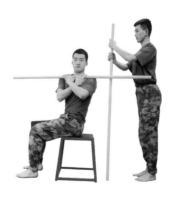

第七章 身体关节功能筛查技术动作

一 足踝背屈

1. **目的**　足踝背屈动作主要是通过评估踝关节背屈能力，进一步识别踝关节疼痛，评价踝关节在矢状面的灵活性。踝关节作为运动中最常见的易损伤关节，若踝关节灵活性不足将会限制足部和小腿在矢状面的运动幅度，是其功能障碍的主要原因和致伤因素。足踝背屈是下肢链运动的重要环节之一，运动过程中以脚掌主动蹬地发力为其主要表现形式。足踝背屈动作是通过身体重心下降来完成，当踝关节背屈能力不足时，人体对踝关节的神经控制能力下降，整体动作姿势的稳定性会随之降低，动作过程中会出现身体晃动，影响动作质量。此时，身体产生动作代偿，会影响相邻关节的运动轨迹，进一步增加训练中的损伤风险。

测试过程中膝关节屈曲对膝关节会产生较大压力，对膝关节稳定性要求较高。因此，这项测试也可以对膝关节稳定性、髋关节灵活性和核心稳定性进行评估。受试者如果能够准确地完成足踝背屈动作，表明其自身拥有较好的神经肌肉控制能力和下肢髋膝踝联动能力。

2. **说明**

（1）开始测试前，需对受试者足踝关节内侧进行标识，以便于在测试过程中进行评估和操作。在受试者足内踝前后两侧用记号笔分别划上一条竖直线。

（2）受试者双手伸直上下握住 PVC 杆，PVC 杆与地面垂直；双脚前后站立并与 PVC 在一条水平线上，在竖直方向上保持稳定；前脚的内侧与后脚的外侧在一条直线上，双脚前后紧贴；保持躯干正直，挺胸抬头，双眼目视前方，微收下颚，肩胛骨下压，使耳、肩、髋在一条直线上；身体垂直下降，弯曲膝关节，膝盖尽量远地伸向脚尖方向，双脚脚跟要始终紧贴地面。

（3）左右脚踝关节均需要进行测试，受试者可进行 3 次测试，如一次达到 3 分标准则无须进行重复测试；测试过程中有任何一个方面无法满足 3 分标准，则评为 2 分；如未达到 2 分标准则评为 1 分；如测试过程中出现疼痛，则终止该环节，测试评为 0 分。

3. 意义　通过足踝背屈测试，可以有效发现踝关节在稳定性和灵活性上存在的问题。如果动作幅度受限，说明受试者缺乏最佳的身体感觉整合和神经肌肉效率。

4. 测试器材　两根 PVC 杆（150cm），一支记号笔。

5. 口令　为了帮助大家更好地完成测试，请先扫码观看章末的动作演示。在完成以下动作过程中出现疼痛，请及时告诉测试员。

（1）双手握住 PVC 杆在竖直方向上保持稳定。

（2）将左脚沿着直线放置，将右脚放在左脚前，右脚内侧与左脚外侧在一条直线上，双脚前后紧贴，双脚前后放置方向和 PVC 杆保持在一条直线上。

（3）保持躯干正直，挺胸抬头，双眼目视前方，微收下颚，肩胛骨下压，使耳、肩、髋在一条直线上。

（4）听到"开始"的口令后身体垂直下降，弯曲膝关节，左膝尽量远地伸向脚尖方向，在最低点保持 1 ~ 2 秒，双脚脚跟要始终紧贴地面。

6. 测试技巧

（1）开始测试前请先给受试者足内踝进行标识，地面画一条直线。

（2）评分是以后面一条腿作为评定目标。

（3）测试过程中，前脚内侧、后脚外侧以及 PVC 管始终保持一条水平线上。

（4）身体垂直下降，使耳、肩、髋在一条垂直线上，观察是否过度屈髋，身体是否左右扭曲来维持平衡。

（5）双脚脚跟始终紧贴地面，如后脚跟离地，则测试无效。

（6）测试员始终在支撑脚有标记的一侧进行观察。

（7）如有需要，左右脚均有 3 次测试机会。

7. 评分标准

3分：在脚后跟不离开地面的情况下，保持 PVC 杆稳定且身体无明显晃动，耳、肩、髋在一条直线上并垂直于地面，测试腿膝关节超过前脚的内踝。

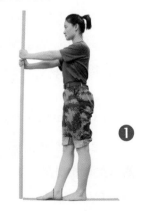

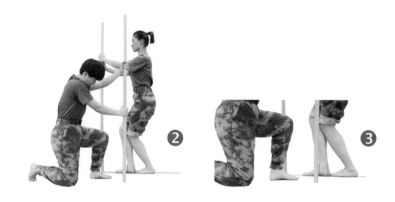

2分：在脚后跟不离开地面的情况下，保持 PVC 杆稳定且身体无明显晃动，耳、肩、髋在一条直线上并垂直于地面，测试腿膝关节在前脚内踝的范围之间。

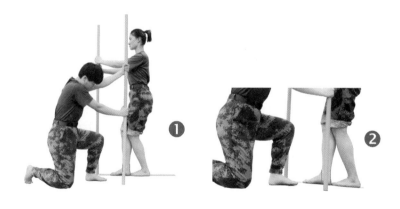

1分：在脚后跟不离开地面的情况下，保持 PVC 杆稳定且身体无明显晃动，耳、肩、髋在一条垂直线上，测试脚膝关节不能够到前脚的内踝。

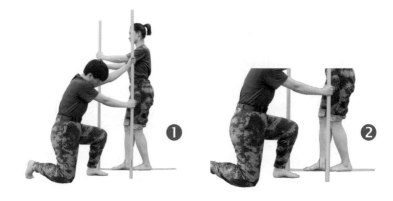

0分：出现疼痛，建议就医。

二 直膝抬腿

1. **目的** 直膝抬腿动作用于评价屈髋的主动灵活性、骨盆与核心的稳定性，以及大腿后部肌群及小腿肌群的主动柔韧性。这个动作在对受试者的髋关节灵活性进行评估的同时，还能够对受试者的核心稳定性及侧髋关节的伸展性进行评估。下肢主动抬离地面也能够反映出神经 - 肌肉系统对机体的控制能力，控制能力不足的受试者无法做出足够完美的动作。

腘绳肌等后链肌群容易限制髋关节的屈曲，而髂腰肌等前链肌群则会抑制髋关节的伸展。这个动作可以同时完成测试腿屈曲和非测试腿伸展，充分发挥多关节肌的灵活性，既考验了下肢的主动分离能力，也可反映出臀肌、股四头肌、髂胫束和腘绳肌的协同工作能力，又考验了完成动作过程中骨盆和核心的稳定能力。

2. 说明

（1）受试者仰卧在地板上，双手置于身体两侧，掌心向上，保持身体中立位，双脚分开与髋同宽，脚尖朝上。在受试者膝盖下方横放一根 PVC 杆，并在测试过程中使其膝盖后方（腘窝）始终与杆保持接触。

（2）测量受试者大腿中间位置（髂前上棘和膝关节连线的中点），将第二根杆垂直放置在受试腿外侧大腿中间位置。根据口令让受试者抬起受试腿，抬起时大腿要保持呈一条直线，膝关节不得弯曲。

（3）测试过程中非测试腿下肢始终贴紧地面，膝关节始终与杆保持接触并保持初始姿势不变。

（4）左右腿均需要进行直膝抬腿测试，每侧最多可进行 3 次测试。如 1 次即达到 3 分标准则无需进行重复测试；进行测试过程中有任何一个方面无法满足 3 分标准，则评为 2 分；如未达到 2 分标准则评为 1 分；如测试过程中出现疼痛则终止该环节测试评为 0 分。

3. 意义　通过直膝抬腿测试，可以有效评估髋关节的灵活性及对称性。如果动作幅度受限，说明受试者身体后表链软组织柔韧性不足，以及骨盆稳定性不足导致抬腿力量不够。

4. 测试器材　两根 PVC 杆（150cm）。

5. 口令　为了帮助大家更好地完成测试，请先扫码观看章末的动作演示。在完成以下动作过程中出现疼痛，请及时告诉测试员（以右腿为例）。

（1）仰卧在地板上，双手置于身体两侧，掌心向上，保持身体中立位，双脚分开与髋同宽，脚尖朝上。

（2）听到"开始"的口令后，右腿膝关节伸直，脚踝背屈，尽可能高的上抬；保持身体平直，左腿后侧始终与PVC杆接触，不要发生移动。

6. 测试技巧

（1）测试员始终在受试者测试腿的对侧进行观察。

（2）找到并标记受试者大腿中点。

（3）观察受试者仰卧在地板上身体是否保持中立位，并观察受试者体位是否发生变化。

（4）观察受试者抬腿过程中，测试腿膝关节是否伸直，髋部是否倾斜或抬离地面；并观察另一条腿腘窝是否始终紧压PVC杆。

（5）一侧腿测试完毕，换另一侧腿进行测试，分别记录两次得分。

7. 评分标准

3分：身体其他部位保持中立位，在骨盆并无旋转的状态下，测试腿膝关节伸直，脚踝超过PVC杆大腿中点上方；非测试腿始终与膝盖下方PVC管接触，并且不能发生移动。

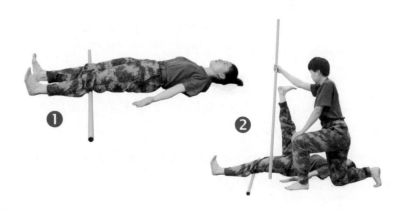

2 分：在骨盆并无旋转的状态下，测试腿膝关节伸直，脚踝位于大腿中点与膝关节之间；非测试腿始终与膝盖下方 PVC 管接触，并且不能发生移动。

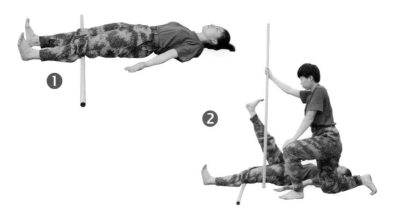

1 分：测试腿脚踝位没有超过非测试腿膝盖下方的 PVC 管，或者身体没按照标准发生移动。

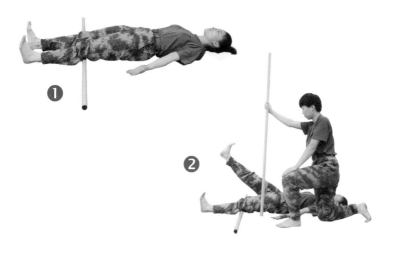

0 分：出现疼痛，建议就医。

三 单腿平衡

1. 目的　单腿平衡动作用于评价下肢整体关节的灵活性、核心力量、平衡和整体的神经肌肉控制。动作以单腿作为支撑，身体单侧承受重量，在整体保持稳定的基础上完成动作，既需要受试者有较强的身体控制能力以保持平衡状态完成测试，也更加考验受试者的核心力量。

单腿平衡同时还能够反映出受试者身体两侧功能的不对称性，主要体现在躯干的稳定性上。髋关节和踝关节的灵活性在单腿平衡动作中也非常重要，髋、膝、踝作为下肢运动链的主要组成关节，髋关节或踝关节灵活性不足将限制单腿平衡动作的完成质量（幅度）。

2. 说明

（1）受试者光脚，两脚分开与髋同宽，以单腿支撑保持平衡，另一侧大腿抬高保持水平，并与躯干呈90°，小腿自然下垂；双眼目视前方，保持躯干正直，向前屈肘90°抬起双手。

（2）受试者躯干前倾低于水平线30°，抬起的大腿和双手尽量向远处伸展同时保持手、肩、髋、膝、踝在一条直线上，或双手叉腰，抬起的大腿向后伸同时保持肩、髋、膝、踝在一条直线上，身体不要产生晃动，支撑脚不移动，骨盆不侧旋。身体前倾停止后停顿2秒后，恢复起始动作。

（3）受试者左右腿都要进行单腿平衡动作测试，最多可进行3次测试，如一次达到3分标准则无需进行重复测试；进行测试过程中有任何一个方面无法满足3分标准，则依据评分标准让受试者双手叉腰进行测试，评估受试者是否达到 2 分标准；如未达到 2 分标准则评为 1 分，如测试过程中出现疼痛则终止该环节测试评为 0 分。

3. **意义** 通过单腿平衡测试可以有效评估受试者下肢的整体神经肌肉效率，以及对躯干的平衡控制能力。如果动作幅度受限，说明受试者支撑腿的髋、膝、踝及核心存在灵活性或稳定性不足的问题。

4. **测试器材** 一根 PVC 杆（150cm）。

5. **口令** 为了帮助大家更好地完成测试，请先扫码观看章末的动作演示。在完成以下动作过程中出现疼痛，请及时告诉测试员。

（1）两脚分开与髋同宽，然后以右腿支撑保持单腿平衡，左大腿抬高保持水平与躯干呈 90°，小腿自然下垂。

（2）双眼目视前方，保持躯干正直，向前屈肘 90° 抬起双手。

听到"开始"的口令后，躯干前倾低于水平线 30°，左大腿跟双手尽量向远处伸展。

（3）同时保持手、肩、髋、膝、踝在一条直线上，身体不要晃动，脚不要发生移动，骨盆不要发生侧旋。身体前倾停止后停顿 2 秒后，恢复起始动作。

（4）如果不能完成，双手叉腰重复刚才动作。

6. **测试技巧**

（1）测试员站在受试者测试腿的对侧进行观察。

（2）观察受试者在整个测试过程中，动作是否连贯流畅；身体是否稳定，晃动程度大小；头、手、肩、髋、腿是否在一条直线上，动作整体完成情况。

（3）观察受试者膝关节有无内扣或外翻现象，动作过程中是否有髋关节外翻现象，支撑腿全脚掌是否紧贴地面（脚后跟不能离地）。

（4）评分过程中可使用 PVC 杆进行比对。

（5）一侧腿测试完毕，换另一侧腿进行测试，分别记录两次得分。

7. 评分标准

3 分：受试者身体没有晃动和骨盆偏移的情况下，手、肩、髋、膝、踝呈直线，前倾角度小于 30°。

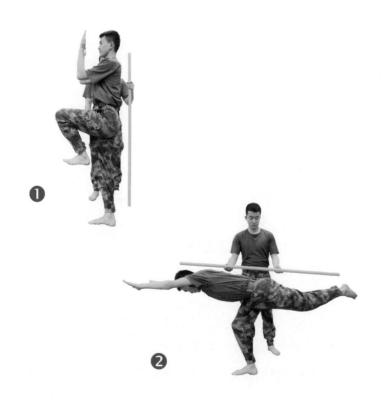

2 分：受试者双手叉腰，身体没有晃动和骨盆偏移的情况下，肩、髋、膝、踝成直线，前倾角度小于 30°。

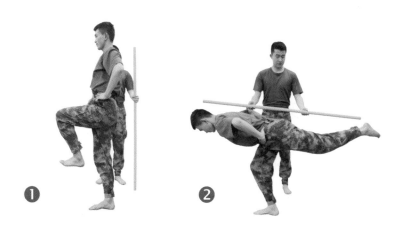

1 分：无法保持身体和骨盆稳定，或者身体前倾角度大于30°。

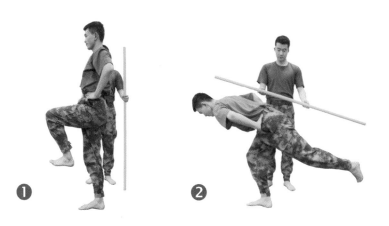

0 分：出现疼痛，建议就医。

四　胸椎旋转

1. **目的**　胸椎旋转动作用于评价胸椎旋转灵活性。旋转动作在运动中经常出现，胸椎灵活性是躯干完成旋转的基础，如果胸椎旋转灵活性受限，会直接导致旋转类动作的运动表现下降，间接还会使得相邻关节出现代偿，使其他关节"牺牲"其自身的稳定性来弥补胸椎灵活性，导致肩胛稳定性下降，身体前斜系统和后斜系统运动功能受限，颈椎、肩、肘、腰部的损伤风险增加。

2. **说明**

（1）受试者坐在没有靠背的凳子上，双脚并拢放于地面，将一个水壶（或其他物品）放在两膝之间夹紧，双手胸前交叉扶住锁骨前的 PVC 杆。

（2）测试人员在受测者身后站立，测量杆放置于测试一侧肩峰后约 40cm，并垂直固定好测量标准杆。

（3）测试者保持端坐，双眼目视前方，挺胸抬头，下颚微收，躯干挺直，使耳、肩、髋在一条直线上或双膝跪地，保持躯干稳定，双眼目视前方，挺胸抬头，下颚微收，躯干挺直，使耳、肩、髋、膝在一条直线。让受试者在身体保持正直的状态下缓慢向一侧旋转至最大幅度。

（4）受试者需要完成左右两个方向的胸椎旋转动作测试，最多可进行 3 次测试；如一次达到 3 分标准则无需进行重复测试；进行测试过程中有任何一个方面无法满足 3 分标准，则依据评分标准让受试者双膝跪地进行测试，评估受试者是否达到 2 分标准；如未达到 2 分标准则评为 1 分，如测试过程中出现疼痛则终止该环节测试评为 0 分。

3. 意义　通过胸椎旋转测试可以有效评估受试者胸椎的灵活性。如果动作幅度受限，说明受试者存在肩关节、颈椎及腰部损伤风险。

4. 测试器材　两根 PVC 杆（150cm）。

5. 口令　为了帮助大家更好地完成测试，请先扫码观看章末的动作演示。在完成以下动作过程中出现疼痛，请及时告诉测试员。

（1）坐在没有靠背的凳子上，双脚并拢放于地面，将水壶放在两膝之间夹紧，双手胸前交叉扶住锁骨前的 PVC 杆。

（2）端坐，双眼目视前方，挺胸抬头，下颚微收，躯干挺直，使耳、肩、髋在一条直线上。

（3）听到"开始"的口令后，缓慢向左侧旋转，在保持躯干正直且鼻子与胸骨在一条垂直线的情况下转到最大幅度。

（4）如果不能完成，双膝跪地重复刚才动作。

6. 测试技巧

（1）测试员站在受试者右后方进行观察，距离稍远一些避免碰到旋转的 PVC 杆。

（2）注意观察受试者手中的 PVC 杆是否发生倾斜，身体产生偏移、前倾和后倒，对侧臀部是否抬离板凳，水壶是否掉落。

（3）受试者在进行 2 分动作测试时要注意观察受试者是否屈髋，身体产生偏移、前倾和后倒。

（4）一侧测试完毕，向另一侧旋转进行测试，分别记录两次得分。

7. 评分标准

3分：坐姿旋转，保持躯干稳定，臀部不离开凳子，身体无明显倾斜，PVC杆超过肩峰后延长线。

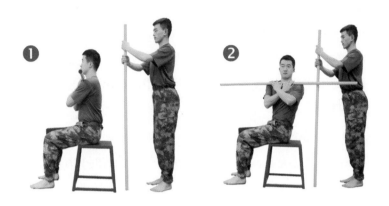

2分：双膝跪地旋转，保持躯干稳定，身体无明显倾斜，PVC杆超过肩峰后延长线。

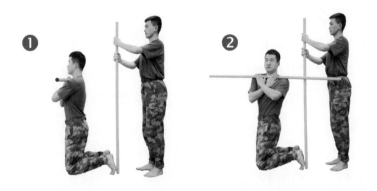

1分：双膝跪地旋转PVC杆仍然不能超过肩峰后延长线，身体倾斜。

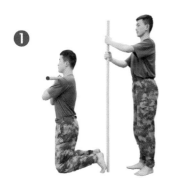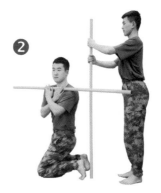

0分：出现疼痛，建议就医。

五 肩部回旋

1. **目的** 肩部回旋动作用于评价双侧肩关节活动范围，以及单侧肩关节的伸展、内旋和内收与另一侧的屈曲、外旋和外展的能力。此动作包含肩带、胸椎和胸廓等部位协同工作能力。在躯干保持中立位情况下，一侧上肢向内旋转并内收，另一侧上肢向外旋转并外展，能够充分体现肩关节的灵活性以及神经-肌肉系统协同动作的主动控制能力；肩胛骨稳定性不足是肩关节灵活性受限的主要原因，因此，此测试也可评估受试者肩胛骨稳定性。肩部灵活性与上肢的整体力量水平、投掷类动作的效率以及上肢损伤风险息息相关。

2. **说明**

（1）首先，测量受试者腕横纹远侧与最长手指尖端的长度，即受试者的手长。受试者双腿分开与髋同宽，自然站立。躯干保持中立位，挺胸抬头，双眼目视前方，微收下颚，保持耳、肩、髋、踝在一条直线上。两手臂水平外展（侧平举）与地面平行，双手握拳，拳心向前。

（2）听到"开始"的口令后，右拳由下向上以手背贴后背部，尽力向上提；左拳同时由上向下以手掌贴后背部，尽力向下伸。保证躯干正直的情况下，双手同时一次性完成动作。测试期间，双手必须保持握拳，动作连贯。测试员测量受试者两手相距最近两点之间的距离，此距离即为受试者的对称伸展。

（3）受试者需左右手互换姿势完成肩部回旋测试。每侧最多可进行 3 次测试，如一次达到 3 分标准则无须进行重复测试；进行测试过程中有任何一个方面无法满足 3 分标准，则评为 2 分；如未达到 2 分标准则评为 1 分；如测试过程中出现疼痛则终止该环节测试评为 0 分。

3. **意义**　通过肩部回旋测试可以有效评估受试者盂肱关节的灵活性和肩胛胸壁关节的稳定性。如果动作幅度受限，说明受试者可能存在上交叉综合征，导致肌肉紧张、胸椎灵活性受限以及肩部损伤风险增加。

4. **测试器材**　一根 PVC 杆（150cm），一支记号笔。

5. **口令**　为了帮助大家更好地完成测试，请先扫码观看章末的动作演示。在完成以下动作过程中出现疼痛，请及时告诉测试员。

（1）双腿分开与髋同宽，自然站立。躯干保持中立位，挺胸抬头，双眼目视前方，微收下颚，保持耳、肩、髋、踝在一条直线上。

（2）两手臂水平外展（侧平举）与地面平行，双手握拳，拳心向前。

（3）听到"开始"的口令后，左拳由下向上以手背贴后背部，尽力向上提；右拳同时由上向下以手掌贴后背部，尽力向下伸。保证躯干正直的情况下，双手同时一次性缓慢完成动作。

6. 测试技巧

（1）测量受试者手掌长度并在 PVC 杆上对受试者手掌长度进行标记。

（2）测试员站在受试者背后进行评估和观察。

（3）注意观察受试者动作过程中有无含胸、弓背和身体后仰等现象。

（4）受试者两手臂是否同时一次性完成动作，两手臂同时运动到最大限度后，不能再次移动。

（5）上下交换双手位置，重复以上测试，分别记录两次得分。

7. 评分标准

3分：受试者上下两手间距离小于一个手掌长度。

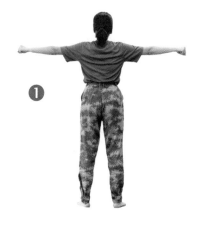
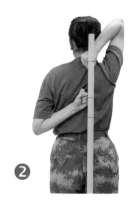

2分：上下两手间距离大于一个手掌长度，小于 1.5 个手掌长度。

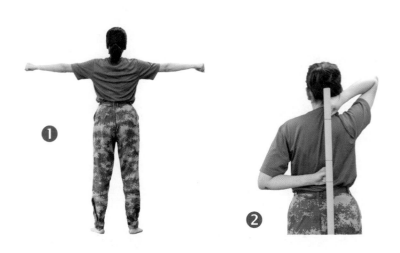

1分：上下两手间距离大于 1.5 个手掌长度。

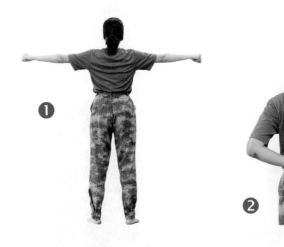

0分：出现疼痛，建议就医。

六 俯卧推起

1. 目的 俯卧推起动作用于评价脊柱和核心躯干的基础稳定性，以及身体双侧对称性和肩胛的稳定性，它不作为测试上肢力量的方法。以上肢撑地的起始姿势，在脊柱和髋部保持稳定的情况下完成推起动作，动作能够表现出机体任何部位发生的代偿动作。当受试者脊柱稳定性或肩部稳定性不足时，髋部伸展或屈曲是发生代偿的常见动作。作为一个上肢推动动作模式，它更加容易反映出受试者上肢是否对称发展。此动作与投掷、击打动作的力量和幅度，以及躯干是否具备合理承重和传递力量的能力息息相关。

2. 说明

（1）受试者呈俯卧位姿势，额头贴在地板上，双手向头上方自然伸直，拇指外展，与肩同宽（拇指末端与肩锁关节平齐）；两脚分开与髋同宽，膝关节完全伸展，脚趾垂直于地板。将双手正直回拉，使拇指与额头（男性）或下颌（女性）平齐，或依据评分标准使拇指与下颌（男性）或锁骨（女性）平齐，肘跟膝离开地面。

（2）要求受试者以此姿势完成一次俯卧撑，身体应当整体撑起，脊柱不得左右摇摆，髋关节不发生屈曲或伸展，撑起时肩部发生倾斜。

（3）俯卧推起最多可进行 3 次测试，如一次达到 3 分标准则无须进行重复测试；进行测试过程中有任何一个方面无法满足 3 分标准，则依据评分标准下移受试者双手的位置，评估受试者是否达到 2 分标准；如未达到 2 分标准则评为 1 分；如测试过程中出现疼痛则终止该环节测试评为 0 分。

3. **意义** 通过俯卧推起测试可以有效评估受试者肩带的力量和稳定性，以及腰椎的灵活性和核心的稳定性。如果动作幅度受限，说明受试者可能存在肩胛稳定性及核心力量不足的问题，进而导致上肢推起的力量不够或力量发展不对称的现象。

4. **口令** 为了帮助大家更好地完成测试，请先扫码观看章末的动作演示。在完成以下动作过程中出现疼痛，请及时告诉测试员。

（1）呈俯卧位姿势，额头贴在地板上，双手向头上方自然伸直，拇指外展，与肩同宽（拇指末端与肩锁关节平齐）；两脚分开与髋同宽，脚趾垂直于地板。

（2）将双手正直回拉，使拇指与额头（男性）或下颌（女性）平齐，肘关节和膝关节抬离地面。

（3）听到"开始"的口令后，将身体各部位同时撑起，腰椎始终保持自然伸直姿势。

5. **测试技巧**

（1）测试员站在受试者一侧进行评估观察。

（2）注意观察受试者在完成动作时是否有代偿，是否是身体各部位同时撑起。

（3）在侧面观察受试者髋关节是否发生屈曲伸展，肩部是否发生倾斜。

（4）观察动作完成后耳、肩、髋、膝和踝是否在一条直线上。

6. **评分标准**

3 分：男性受试者拇指位置与额头平行，女性受试者拇指

与下颌平行，标准俯卧姿势完成动作，全程保持腰椎自然伸直
姿势，髋关节无屈曲伸展，肩部无倾斜。

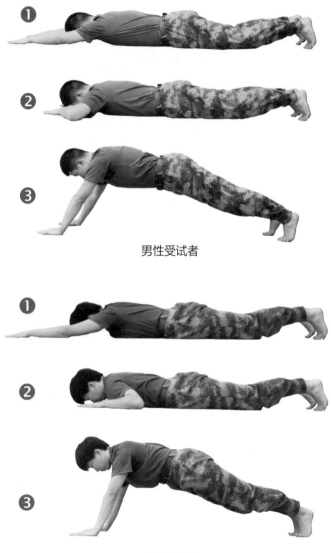

男性受试者

女性受试者

2分：男性受试者将双手放在与下颌平行位置，女性受试者将双手放在与锁骨部平行位置，再完成一次动作。全程保持腰椎自然伸直姿势，髋关节无屈曲伸展，肩部无倾斜。

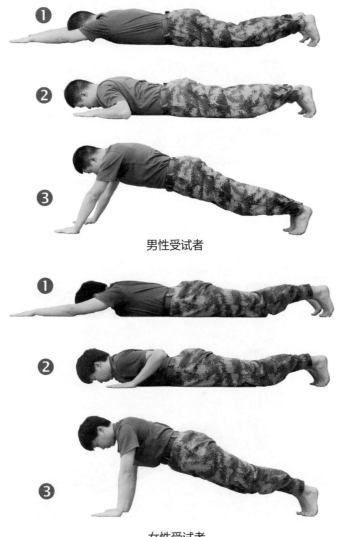

男性受试者

女性受试者

1 分：不能按照要求完成动作。

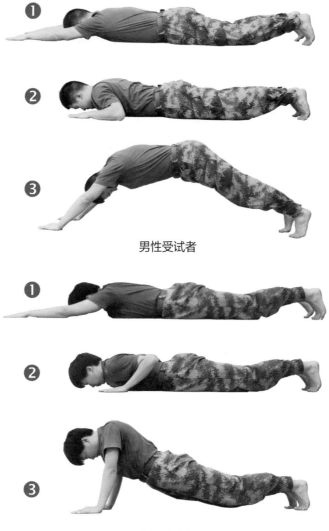

男性受试者

女性受试者

0 分：出现疼痛，建议就医。

七 四足抗旋

1. **目的** 四足抗旋动作用于评价上下肢在复合动作中，骨盆、核心躯干和肩带等肌群在多个平面上的稳定性。作为一个复合动作，它对神经肌肉控制能力要求极高，动作过程是身体在冠状面上保持稳定的同时，同侧手脚在矢状面上完成动作，既能反映出受试者的躯干核心稳定性，又能反映出肩关节和髋关节的灵活性。动作过程中要始终保证各相邻关节在保持灵活性或稳定性的前提下协调运转，核心躯干稳定性不足会增加运动损伤风险。

2. **说明**

（1）受试者四足位跪在地上，腰椎保持自然伸直，下颌微收，头和躯干保持一条直线，两根 PVC 杆平行放于受试者膝关节内侧。

（2）受试者在开始后将身体重心向一侧移动，抬起并伸展另一侧手和腿（同侧），使身体保持在同一个水平面内，稍微停顿后，用活动侧手触摸同侧膝盖或用活动侧手触摸对侧膝盖，完成后手脚还原到伸展状态再恢复起始姿势，全程动作可控。

（3）受试者需要完成左右两侧的四足抗旋动作测试，最多可进行 3 次测试，如 1 次即达到 3 分标准则无需进行重复测试；进行测试过程中有任何一个方面无法满足 3 分标准，则依据评分标准让受试者手触摸对侧膝盖，评估受试者是否达到 2 分标准；如未达到 2 分标准则评为 1 分；如测试过程中出现疼痛则终止该环节测试评为 0 分。

3. **意义** 通过四足抗旋测试可以有效评估受试者躯干的

稳定性与核心的抗旋能力。如果动作幅度受限，说明受试者可能存在核心的力量和稳定性不足，缺乏在肢体运动的过程中维持躯干稳定的能力。

4. 测试器材　两根 PVC 杆（150cm）。

5. 口令　为了帮助大家更好地完成测试，请先扫码观看章末的动作演示。在完成以下动作过程中出现疼痛，请及时告诉测试员。

（1）四足位跪于地上，腰椎保持自然伸直，下颌微收，头和躯干保持在一条直线上。

（2）听到"开始"的口令后，将身体重心左移，抬起并伸展右侧手和腿（同侧），使身体保持在同一个水平面内，稍微停顿后，用右侧手触摸右侧膝盖，然后呈伸展状态并恢复起始姿势，全程动作可控。

6. 测试技巧

（1）测试员应在受试者测试手脚伸展的一侧进行观察。

（2）注意观察受试者身体中心线是否始终在两根 PVC 杆之间。

（3）受试者运动的手和腿的动作是否同步，手脚是否完全伸展。

（4）注意观察受试者肩胛和骨盆是否稳定，支撑侧手脚是否垂直、不倾斜。

（5）测试完成后交换对侧肢体进行相同动作测试，分别记录两侧得分。

7. 评分标准

3分：受试者手脚完全伸展后并能以同侧手触摸同侧膝盖

完成标准测试动作，同时保持腰椎自然伸直姿势，身体轴心线在两根 PVC 杆的上方。

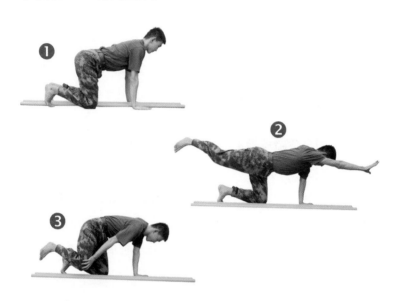

2 分：受试者对侧手和膝在身体中线正下方，手脚完全伸展后并能以对侧手与膝接触方式完成标准测试动作。同时保持腰椎自然伸直姿势，身体轴心线与支撑手、膝在同一矢状面内。

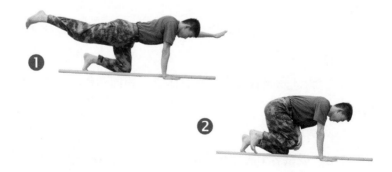

1 分：受试者不能完成对侧手脚完全伸展，或不能以对侧手和膝接触方式完成标准测试动作。

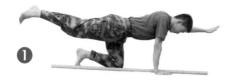

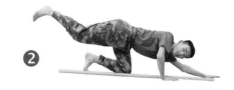

0 分：出现疼痛，建议就医。

筛查技术动作演示

（请扫描下方二维码观看视频）

足踝背屈（3分、
2分、1分动作）

肩部回旋（3分、
2分、1分动作）

直膝抬腿（3分、
2分、1分动作）

俯卧推起（3分、
2分、1分动作）

单腿平衡（3分、
2分、1分动作）

四足抗旋（3分、
2分、1分动作）

胸椎旋转（3分、
2分、1分动作）

第八章 筛查评分的记录

身体关节功能筛查有专用的评分记录表，记录评分时非常重要的一点是要保持一致并遵照评分标准的规定。操作人员可根据需要自由更改评分模板，但在记录评分时应当遵守以下规则。

身体关节功能筛查旨在快速简单地进行测试，在记录评分方面只需记录评分，无需过多分析，如有需要，可以自由增加指令、评分标准等项目，但尽量避免使评分过于细致，同时留出空间用于备注观察到的情况。测试人员可在评述中增加相应的备注，记录测试中的各种情况。这些备注在分析结果时可以提供更多受试者信息。

身体关节功能筛查评分表中总评分、原始评分、最终评分，这3类评分在决定干预策略时起着非常重要的作用。这3类评分根据使用者的目的发挥不同功效，总评分的重要性体现在群体对比、个体对比，以及向个体说明情况时可用，原始评分记录体现个体具体关节部位的实际情况，最终评分主要体现个体关节的总体评分。

7个测试中有6个测试的原始评分中包含右侧和左侧评分，可以用于对比两侧肢体的表现。最终评分是左、右侧原始评分中较低的评分。另外一个测试不分左右评分，只记录一个评分。总评分为最终评分相加的结果。评分表简单易用。

评分标准中非常明确指出，若受试者感到疼痛，则评分为 0 分，并建议由医疗专家提供更详细的评估。筛查人员依据评分标准对受试者进行客观准确的评估，并迅速记录评分。依据目前研究，总评分为 21 分，及格分为 9 分，依据各项评分设计个人纠正方案提供更有效的干预。

身体关节功能筛查评分记录表

测试日期：　　年　　月　　日

姓　　名			性　　别	男□　女□	
年龄			身高（cm）		
单位			体重（kg）		
惯用手 / 脚			训练年限		
主要项目			历史评分		
测试	原始评分		最终评分	评述	
足踝背屈	左				
	右				
直膝抬腿	左				
	右				
单腿平衡	左				
	右				
胸椎旋转	左				
	右				
肩部回旋	左				
	右				
俯卧推起					

续表

四足抗旋	左			
	右			
总评分				
备注		1. 测试前不进行热身;2. 左右两侧动作重复; 3. 每个动作重复 3 次;4. 测试中需询问是否有疼痛		

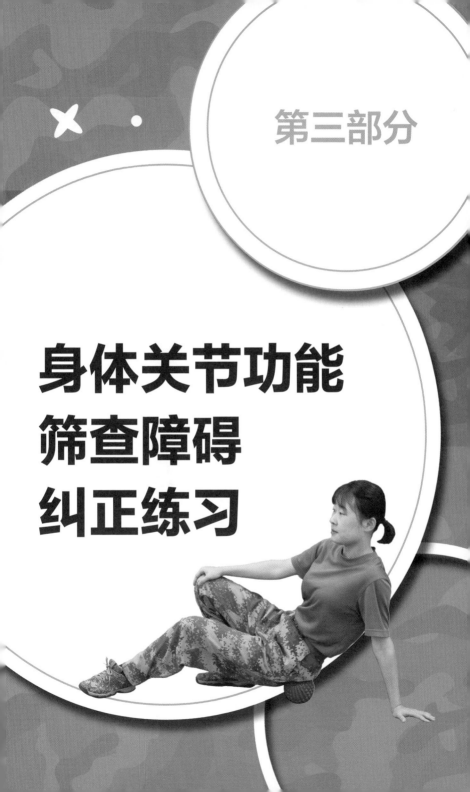

第三部分

身体关节功能筛查障碍纠正练习

第九章 纠正练习的原则及注意事项

制订安全有效的纠正训练计划，是一个多因素联动的过程。组训者需要根据实际目标考虑并调整各种训练要素。无论受训者自身的情况如何，组训者都需要掌握纠正训练的一般原则及注意事项，确保受训者安全、顺序的实现纠正训练目标。

一 训练原则

1. **抑制交感神经过度活跃** 减少交感神经紧张对重新编程中枢神经系统和恢复更优化的运动模式非常重要。当神经系统紧张和过度活跃时，有时难以重新编程神经系统和建立理想的运动模式。与副交感神经相比，疼痛、疲劳和压力都倾向于更大程度地刺激交感神经活动。在进行纠正练习之前，需要通过膈肌呼吸、冥想或肌筋膜放松等方法来抑制交感神经系统的过度活跃。

2. **遵循运动神经发育过程** 动态神经肌肉稳定技术（dynamic neuromuscular stabilization，DNS）强调在运动神经发育学中，大脑必须受到合理的刺激和训练，才能自主激活最优动作模式，而这个模式是同时激活稳定肌群的前提条件。最终策略是教会大脑保持住纠正后获得的对动作的中枢控制能力和稳定能力。可以通过让被纠正者保持在某个发育姿势上，然后激活相应的稳定肌的方式达到。因此，使用最初特定的仰卧位和俯卧位、特定刺激点和肌肉激活策略被认为是更好的起点，而不是强迫身体处于不熟悉的状态。

虽然许多存在关节功能障碍和不良动作模式的训练者，能够展现出较高的运动表现水平，但是他们使用的是代偿动作模式而不是最佳动作模式进行运动。让他们处于仰卧位和俯卧位可以减少代偿模式并方便评估其肌肉的激活策略。当他们在理想控制的位置下获得了一定的功能控制时，再将他们放在直立位置并将功能训练进行整合。

3. **稳定躯干与足底**　躯干（脊柱和呼吸）和足底是最常见的运动功能障碍区域。采用纠正练习策略，在改善关节功能障碍之前，必须先稳定这些近端神经反馈结构。由于人体也受到与建筑物类似的引力和生物力学影响，我们可以简单地把身体看作是由一系列相互连接的模块组成的建筑物，躯干看作是建筑物的地基，把足底看作是锚点。只有稳定脊柱才能确保理想的神经反馈、只有维持正常的膈肌呼吸才能确保胸腔骨盆的三维复合体、只有稳定足底才能确保下肢的适当支撑和反射性反馈。在此之上，身体的关节才能做到对位对线，才有可能恢复正常的功能。

4. **保持关节的共轴性**　改善关节功能障碍的关键之一是确保所有关节协同肌的同步激活，并发展理想的稳定策略和灵活模式，以实现最佳关节共轴性的能力。最佳关节共轴性是理想的关节连接位置，并且在运动链上关节周围具有理想的神经肌肉控制。简单来说，共轴性是稳定与灵活的结合。前面谈到过，一个关节运动需要其他部位稳定来提供锚点。灵活不仅仅是关节的简单灵活性，而是在关节运动范围内受控制的灵活。长度 - 张力关系的改变、协同主导的产生都会破坏关节的共轴性位置，改变关节的整体运动效率，改变整个运动链。

5. **整合基本动作模式**　掌握了在膈肌呼吸时稳定近端的能力以及改善了关节功能障碍后，需要将这些纠正后的活动能力整合到基本运动模式中。做到应该能在适度水平上协调稳定性和灵活性，并在运动模式中保持最佳的神经肌肉控制。随着正确动作模式练习次数的增加，将重置大脑的动作程序，终止错误的代偿机制。被纠正者将从中获得更多的信心和能力后，进而可以提升难度，在训练中加入速度、力量和运动技术等变量，给予在专项运动中实现高水平的运动表现，同时最大限度地减少受伤风险。

6. **多维度考虑问题**　很多原因都会导致关节出现功能障碍和疼痛，所以在进行纠正练习时就需要多方面、多角度的来思考问题。第一个维度只考虑疼痛关节的这个点；第二个维度把疼痛关节上下相邻的关节囊括进来，以局部区域考虑问题；第三个维度把身体当成一个整体来考虑问题，由于代偿机制任何一个关节都有可能对其他关节造成功能影响，比如足底稳定性的改变就可能导致枕骨连接处的代偿性改变；第四个维度把外界的影响因素考虑进来。身体无时无刻不受到重力、辐射、饮食、情绪和睡眠等外在因素的影响，这些外在因素都会对关节功能产生潜移默化的影响，也是纠正练习必须考虑的问题。

二 注意事项

1. 将每个训练者看作单独个体 很多组训者存在一个普遍问题，就是训练中没有做到区别对待，好像所有的训练者都面临相同的问题，用同样的训练计划就可以解决所有人的问题。虽然运动功能障碍和病因有许多相似之处，但是实际上每个训练者的运动功能障碍都有自己独特的模式、适应性和代偿方式。每一个方法只会与其对应的问题起作用。理解和改进关节功能的原理，可使组训者能够满足任何存在关节功能障碍训练者的需求，并用适合他们的方法来帮助其实现特定的功能目标。

2. 重视训练局部稳定肌 很多训练者都训练的特别刻苦，虽然刻苦的训练带来了更大、更快、更强的运动能力，但是也带来更多的关节功能障碍和疼痛问题。从长远来看，这种牺牲了关节功能和姿势控制的训练，会将许多姿势肌转变为运动肌，特别是深层局部的稳定肌。这正是运动功能障碍延续的原因，在代偿机制下，局部稳定肌被抑制或在功能上弱于整体运动肌，身体超负荷训练将导致身体在整体运动肌系统中发展更多的力量，从而使两个肌肉系统之间的不平衡进一步加大。

3. 重视训练的动作质量 提到动作质量主要关注两点。首先，速度适中并动作全程可控。纠正练习初期必须以缓慢的速度进行，随着关节功能的改善和控制力逐渐增强，在逐渐增加速度。运动过程中速度越快，大脑对动作模式的关注就越少，而会更多地关注动作速度。因此，纠正练习最初要让动作慢下来，教导受训者如何控制自身的重量、地面反作用力和动量，让他们自己意识到该如何采取具体的运动策略。其次，不要追求数量。很多组训者制订的训练计划存在训练量太大，太过关注训练的重复次数和组数的问题。当疲劳影响中枢神经系统注意力时，受训者几乎不可能专注于动作质量和身体意识。运动质量比运动数量更有价值，提高运动质量始终是改善关节功能的先决条件。

第十章 纠正练习的工具介绍

　　为了提高纠正效果，纠正练习时需准备一些小工具。纠正练习的工具有很多，不同尺寸和结构的工具具有不同的作用。本书结合训练的实际情况介绍了一些性价比高、简单使用、容易操作的工具，根据你要改善的身体部位，选择适合的纠正工具。

一　工具介绍

　　1. 泡沫轴　　泡沫轴是最经典的纠正练习工具，适用于身体大肌肉群的肌筋膜松解。泡沫轴可由多种材质制造，有不同的长度和直径。进阶难度从大直径、软材质到小直径、硬材质逐渐升高。

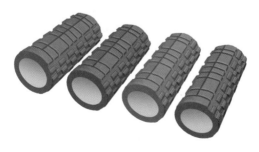

泡沫轴

2. **小按摩球** 大小如同长曲棍球，由致密程度不同的橡胶组成，使用方法灵活，能够将相互粘连的滑动面组织有效地剥离，对消除扳机点效果比较好。

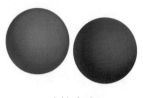

小按摩球

3. **大按摩球** 大按摩球一般有硬度很高的材质组织，能产生较大的压力。表面带有齿槽，用于分离并深入层层组织。与小按摩球比可以抬高身体，以更加舒适的姿势进行按摩松解。使用方法和泡沫轴一样，但它产生的压力更大，因此按摩某些特定位置会有更好的效果。

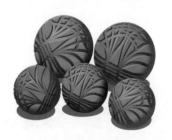

大按摩球

4. **花生球** 花生球相当于两个按摩球连接在一起，也分为不同的材质、形状和大小。能同时按摩一个部位的两侧，比如用于脊柱两侧的按摩松解。

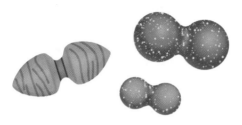

花生球

5. **按摩棒** 按摩棒最大特点是使用者可以控手持制，操作起来比较方便。与泡沫轴和按摩球相比，按摩棒更容易控制软组织的按压深度。这对于那些不方便躺下起身的训练者（伤病和超重）来讲更容易使用。

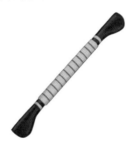

按摩棒

6. **半圆平衡球（BOSU 球）** 半圆平衡球可以强化核心力量、平衡感知力、锻炼协调性和改善足踝本体感觉，也可以用于身体灵活性的训练。

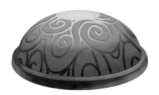

半圆平衡球

7. **弹力带**　不同颜色的弹力带分别代表不同的张力。很多拉伸、运动和关节牵拉都会使用到弹力带。它能帮助你将关节置于正确的位置并改造关节囊活动受限的状况。

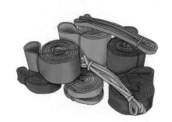

弹力带

8. **加压阻力带**　加压阻力带也称巫毒带，根据缠绕的身体部位和张力大小分为不同的颜色型号。加压阻力带对疼痛部位和肿胀关节进行压缩治疗的效果明显。

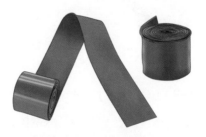

加压阻力带

9. **健身球**　健身球也称为瑜伽球、瑞士球，依据直径分为不同的尺寸。健身球不仅可以用于训练核心部位，还是强大的身体灵活性练习工具。

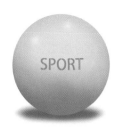

健身球

10. **悬挂式训练带** 悬挂式训练带的原理能增加全身肌群的平衡、协调与稳定，特别对于增强局部稳定肌群有极佳的效果。使用时不受场地限制，动作设计灵活多变，并且训练效果极具功能性。

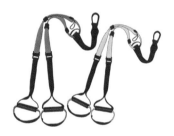

悬挂式训练带

11. **弹力圈** 不同颜色的弹力圈分别代表不同的张力。能够满足多种训练需求，加强训练动作，特别对臀部和肩部的局部肌肉刺激更加充分。

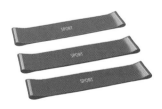

弹力圈

12. **滑行盘** 滑行盘适合在摩擦力相对较小的地面上使用。滑行盘利用克服滑行的动力，能够有效调动深层稳定肌群，减少关节负荷，增加训练强度，全方面提升身体综合素质。

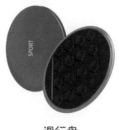

滑行盘

二 使用纠正练习工具的禁忌

使用纠正练习工具也应该与使用按摩和其他筋膜松解术一样遵循同样的预防措施。任何的训练和练习，都应向持专业执照的人士咨询进一步的信息和指导。患有以下疾病的人群应避免进行纠正练习工具的使用：①恶性肿瘤；②甲状腺肿；③骨质疏松；④骨髓炎；⑤静脉炎；⑥蜂窝织炎；⑦急性风湿性关节炎；⑧开放性伤口；⑨未愈合的骨折；⑩过敏性皮肤问题；⑪湿疹及其他皮肤病；⑫梗阻性水肿；⑬糖尿病晚期；⑭动脉瘤；⑮滑囊炎；⑯充血性心力衰竭；⑰器官衰竭；⑱出血性疾病；⑲血肿、全身或局部感染等。同时，处于发热状态、正在进行抗凝治疗和近期进行手术缝合的人群，也应避免纠正练习工具的使用。

第十一章 纠正练习的实施阶段

本书介绍的纠正练习过程包括放松、重置、准备、强化、整合 5 个主要阶段。

1. **放松阶段** 主要运用肌筋膜放松技术、肌肉牵拉技术等对身体中过度活跃的肌筋膜组织进行张力松解和活性降低。

2. **重置阶段** 主要运用呼吸技术、动态神经稳定技术等恢复身体原始的动作能力，解决神经与身体之间的沟通障碍，提升神经系统对身体的感知和控制能力。

3. **准备阶段** 主要运用动态活动、关节牵拉、巫毒带加压等技术改善关节灵活性和使关节对位对线。

4. **强化阶段** 主要运用静态稳定、动态稳定和反应性神经肌肉训练（reactive neuromuscular training，RNT）等技术激活局部稳定肌群，实现关节共轴性。

5. **整合阶段** 主要结合生活、工作和训练的实际情况，在不同类型的环境中以及在不同运动平面上进行功能性训练，提升肌肉力量和神经肌肉控制，恢复基础动作模式，并把前 4 个阶段纠正取得的效果和能力整合到基础动作模式中去，在动作中实现呼吸、稳定和灵活之间的最佳协调。

本书介绍的纠正练习实施阶段都是专门设计的，并且遵循生物力学、生理学、解剖学、神经发育学和人体动作系统功能性原则。5 个阶段提供了一个简单易学的系统性过程，以帮助改善关节功能障碍，最大限度地减少损伤并提升效果。

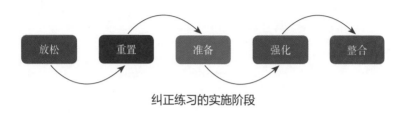

纠正练习的实施阶段

第十二章 纠正练习动作库

一 放松阶段的动作练习

1. 踝部软组织松解练习

A1 泡沫轴小腿后侧肌群放松

起始姿势： 呈坐姿，双手与右腿支撑地面，左腿小腿放在泡沫轴上，并将身体重量置于左腿上。

动作步骤： 双手与右腿支撑使臀部稍离地面，并通过右腿的前后推动使左小腿在泡沫轴上前后移动；完成后换另一侧重复上述动作。

重复次数： 每次滚动30~40秒，根据实际情况设置组数。

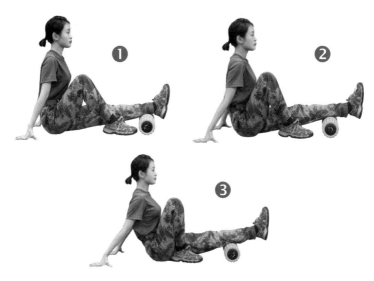

A2 花生球小腿前侧肌群放松

起始姿势： 花生球置于地面，将一侧小腿前侧肌肉放在花生球上方，并将身体重量置于花生球上，双手支撑在小腿两端。

动作步骤： 使花生球在胫骨前肌上左右缓缓滚动，双手可施加一定向下的力量，整个运动过程中保持核心部位收紧；完成后换另一侧重复上述动作。

重复次数： 每次滚动 30 ~ 40 秒，根据实际情况设置组数。

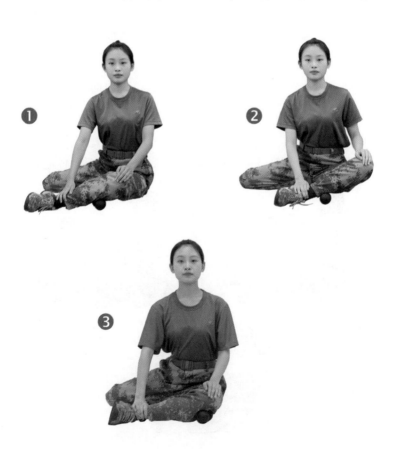

A3 按摩棒小腿外侧肌群放松

起始姿势： 呈坐姿，右腿伸直，左腿屈膝稍内扣。

动作步骤： 双手持按摩棒从左小腿外侧膝关节至踝关节来回加压滚动；完成后换另一侧重复上述动作。

重复次数： 每次滚动 30～40 秒，根据实际情况设置组数。

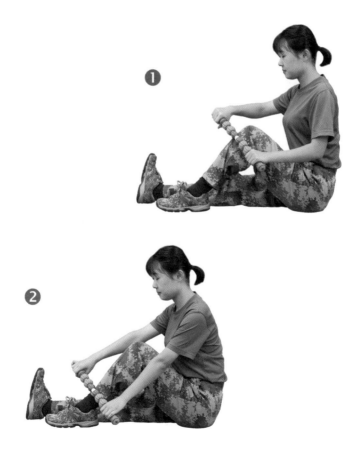

A4 按摩棒小腿内侧肌群放松

起始姿势：呈坐姿，右腿伸直，左腿屈膝稍外展。

动作步骤：双手持按摩棒从左小腿内侧膝关节至踝关节来回加压滚动；完成后换另一侧重复上述动作。

重复次数：每次滚动30~40秒，根据实际情况设置组数。

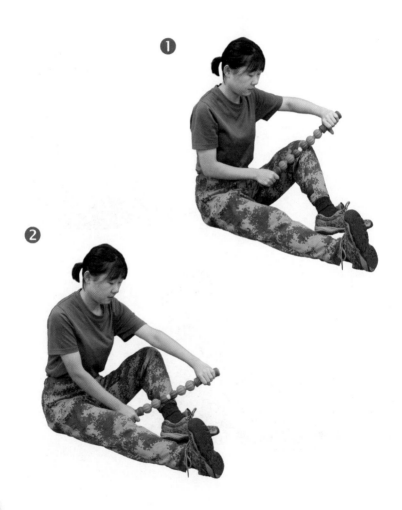

A5 小按摩球足底放松

起始姿势： 呈光脚站立姿，将按摩球置于一侧脚下，另一侧支撑站立。

动作步骤： 稍用力踩压按摩球，使按摩球在脚底来回滚动；完成后换另一侧重复上述动作。

重复次数： 每次滚动30～40秒，根据实际情况设置组数。

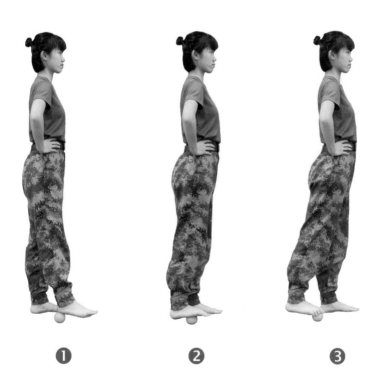

❶ ❷ ❸

A6 大按摩球小腿后侧肌群放松

起始姿势：呈坐姿，双手与左腿支撑地面，右腿小腿放在大按摩球上，并将身体重量置于右腿上。

动作步骤：双手与左腿支撑使臀部稍离地面，通过左腿的前后推动使大按摩球在右小腿上前后移动；完成后换另一侧重复上述动作。

重复次数：每次滚动30~40秒，根据实际情况设置组数。

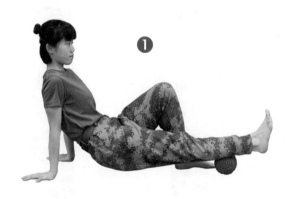

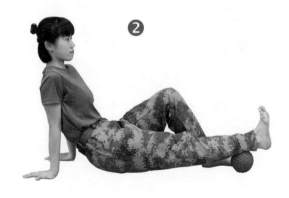

A7 前倾拉伸

起始姿势： 呈站立姿，左腿在前，右脚在后，双脚前后开立，脚尖朝前，双手叉腰，抬头挺胸目视前方。

动作步骤： 屈左膝，重心前移，右脚全脚掌着地，伸直右腿拉伸后侧腓肠肌；完成后换另一侧重复上述动作。

重复次数： 每侧拉伸 30～40 秒，根据实际情况设置组数。

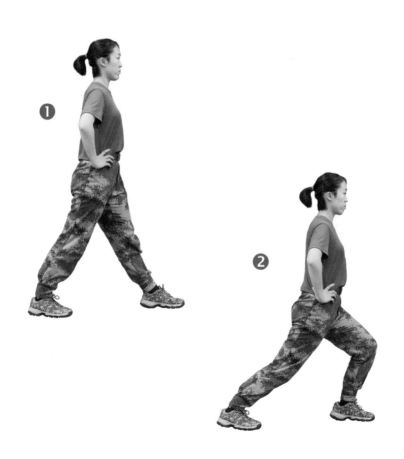

A8 跪姿拉伸

起始姿势： 呈双膝跪姿。

动作步骤： 身体向后并腿屈膝，大小腿完全折叠，绷直脚尖，臀部跪坐于脚上，躯干直立，双眼平视前方。

重复次数： 拉伸 30～40 秒，根据实际情况设置组数。

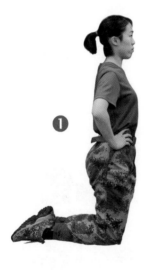

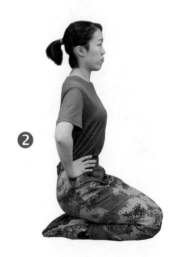

2. 髋部软组织松解练习

A9 泡沫轴大腿前侧肌群放松

起始姿势：呈俯卧姿，双肘支撑在地面上，将泡沫轴置于右腿股四头肌下端，左腿屈髋放于侧面，并将体重压在右腿上。

动作步骤：通过肘部与左腿力量，使泡沫轴在右腿股四头肌上来回滚动；完成后换另一侧重复上述动作。

重复次数：每次滚动 30 ~ 40 秒，根据实际情况设置组数。

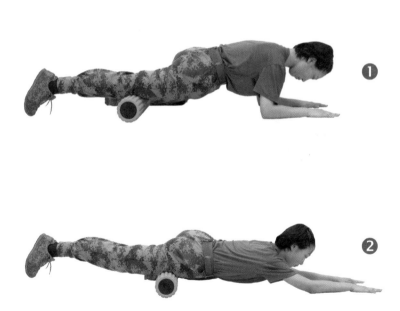

A10 泡沫轴大腿外侧肌群放松

起始姿势： 呈侧卧姿，右侧肘、耳、肩、髋、踝呈一条直线，挺髋夹臀，将身体重量置于大腿阔筋膜张肌、髂胫束下方的泡沫轴上。

动作步骤： 通过右肘与左腿的上下配合，使泡沫轴在右腿外侧来回滚动；完成后换另一侧重复上述动作。

重复次数： 每次滚动 30 ~ 40 秒，根据实际情况设置组数。

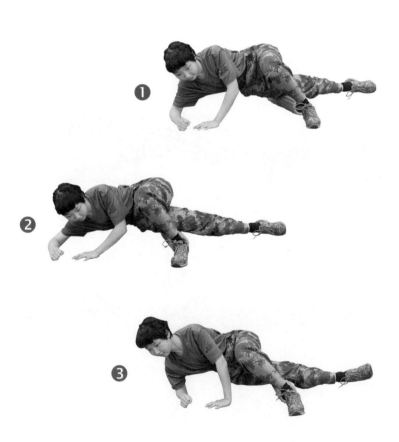

A11 大按摩球大腿后侧肌群放松

起始姿势：呈坐姿，坐于跳蹬或箱子上，大按摩球置于一侧大腿的下方；双手支撑身体，将身体重量压在大按摩球上。

动作步骤：保持双手固定，前后移动身体，使大按摩球在大腿后侧的腘绳肌上来回滚动；完成后换另一侧重复上述动作。

重复次数：每次滚动30~40秒，根据实际情况设置组数。

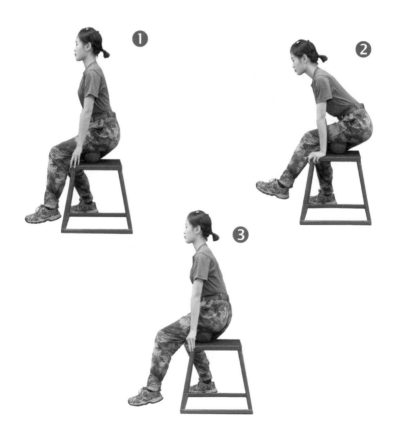

A12 大按摩球股内侧肌放松

起始姿势：呈俯卧姿，将大按摩球放置于大腿内侧前方靠下。

动作步骤：调整大按摩球的位置，直至找到酸痛点，在酸痛点持续施压，缓慢屈膝、伸膝完成规定的重复次数后，重新调整大按摩球的施压位置；完成后换另一侧重复上述动作。

重复次数：每次滚动30~40秒，根据实际情况设置组数。

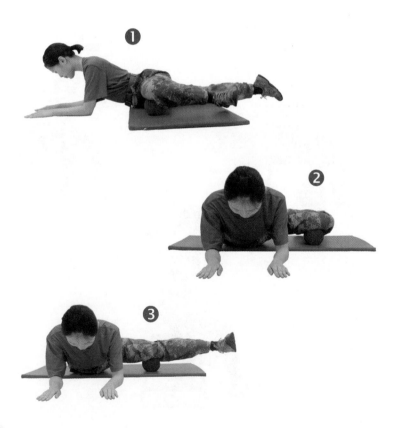

A13 泡沫轴梨状肌放松

起始姿势： 呈坐姿，右腿与左手支撑地面，左腿小腿放在右膝盖上，将左侧臀部放在泡沫轴上，身体左倾将重心放在左侧臀部靠后位置。

动作步骤： 通过左手和右脚共同用力拉动，使臀部在泡沫轴上滚动；完成后换另一侧重复上述动作。

重复次数： 每次滚动30～40秒，根据实际情况设置组数。

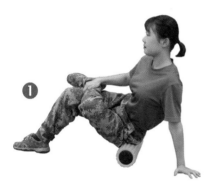

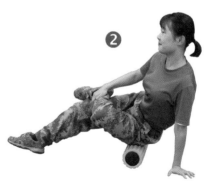

A14 大按摩球臀部肌放松

起始姿势： 呈坐姿，右腿屈膝与左手撑地，左腿微曲，左侧臀部置于大按摩球上，身体重量稍向左侧。

动作步骤： 左侧臀部压住大按摩球使它来回滚动；完成后换另一侧重复上述动作。

重复次数： 每次滚动 30～40 秒，根据实际情况设置组数。

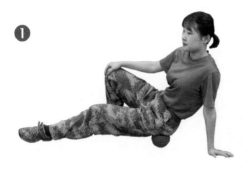

❶

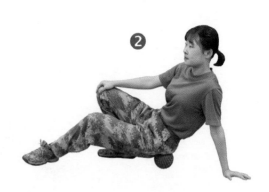

❷

A15 大按摩球髂腰肌放松

起始姿势： 呈俯卧姿，双肘撑地稍微抬高上体，将大按摩球置于右侧腹股沟处，身体重心压在大按摩球上。

动作步骤： 调整大按摩球的位置直至找到酸痛点，在酸痛点持续施压，缓慢移动；完成后换另一侧重复上述动作。

重复次数： 每次滚动 30 ~ 40 秒，根据实际情况设置组数。

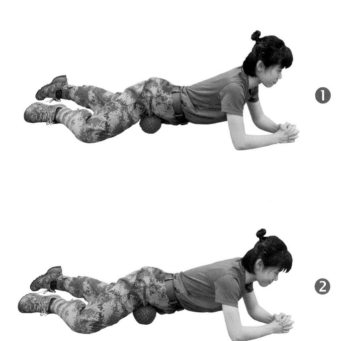

A16 按摩棒大腿外侧肌群放松

起始姿势： 呈站姿或坐姿皆可，双手抓握按摩棒的两端，将按摩棒放在大腿外侧。

动作步骤： 在大腿外侧肌肉上，从骨盆至膝关节来回加压滚动按摩棒；完成后换另一侧重复上述动作。

重复次数： 每次滚动30～40秒，根据实际情况设置组数。

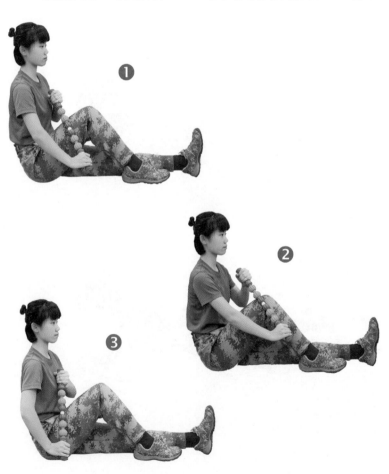

A17 弹力带坐姿拉伸

起始姿势： 呈坐姿，左腿伸直，脚尖朝上，将弹力带绕在左脚上，双手握住弹力带两端；右腿屈膝外展，右脚掌掌心贴左膝内侧。

动作步骤： 双手用力逐渐向后拉动弹力带，左侧膝关节不要弯曲，保持躯干尽量正直；完成后换另一侧重复上述动作。

重复次数： 每侧拉伸30～40秒，根据实际情况设置组数。

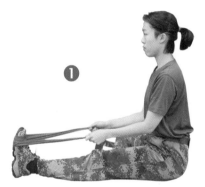

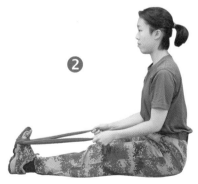

A18 大腿前侧肌群主动收缩

起始姿势： 呈仰卧姿，背部着地平躺，将一侧腿抬起，大腿与躯干成直角，膝关节屈曲；双手抓握带子，将带子一端套在抬起腿的前脚掌上。

动作步骤： 抬起腿的大腿前侧肌群主动收缩，双手辅助拉带子，将膝关节伸直，主动收缩2秒后，放松回到起始位置。

重复次数： 每侧重复8～12次，根据实际情况设置组数。

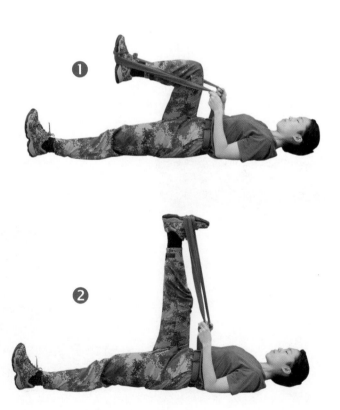

A19 侧卧大腿前侧肌群拉伸

起始姿势： 呈左侧卧姿，左臂屈肘枕于头下，左腿伸直放地上，使身体呈一条直线；右腿屈膝，右手抓握右脚背。

动作步骤： 右手拉动使右脚跟靠向臀部，膝盖里合并拢，牵拉右腿股四头肌；不要弓背，左腿始终保持伸直不动；完成后换另一侧重复上述动作。

重复次数： 每侧拉伸 30 ~ 40 秒，根据实际情况设置组数。

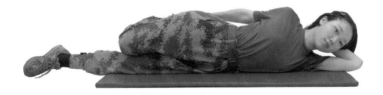

A20 单膝拉伸

起始姿势： 呈前后单膝跪姿，后侧小腿紧贴墙壁并与地面垂直；双臂过头上举。

动作步骤： 躯干前倾，核心收紧，收缩后腿臀肌，整个髋部向前移动；完成后换另一侧重复上述动作。

重复次数： 每侧拉伸30~40秒，根据实际情况设置组数。

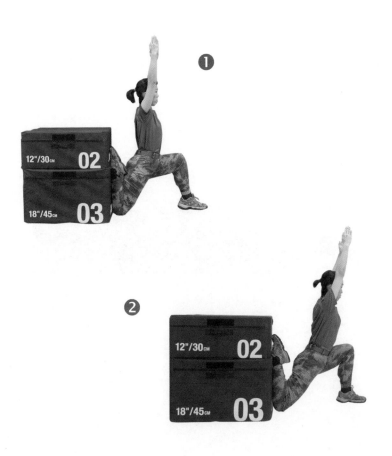

A21 抱腿拉伸

起始姿势：呈仰卧姿，左腿屈膝抬起，脚踝置于右腿膝关节处，双手抱膝。

动作步骤：双手抱膝用力将左腿拉向躯干的方向，后背贴地躺平，骨盆不要发生倾斜；完成后换另一侧重复上述动作。

重复次数：每侧拉伸 30 ~ 40 秒，根据实际情况设置组数。

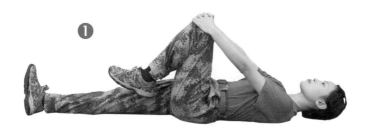

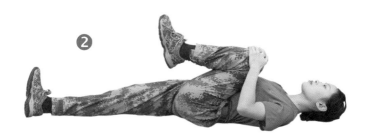

A22 盘坐拉伸

起始姿势： 呈坐姿，上身挺直，屈腿坐于地面上，脚掌相对，双手放于膝关节靠内位置。

动作步骤： 双手缓慢向下发力，使双腿外展，膝盖尽量靠近地面。

重复次数： 每侧拉伸30～40秒，根据实际情况设置组数。

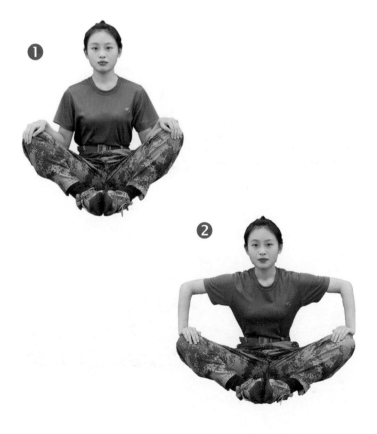

A23 侧卧大腿外侧肌群拉伸

起始姿势：呈左侧卧姿，屈膝右腿，右手抓握右脚背；左手托住头部，左腿脚踝放在右腿膝盖上方。

动作步骤：保持身体姿势不变，挤压臀部，让髋部向前挺，左脚踝稍微用力下压右腿；完成后换另一侧重复上述动作。

重复次数：每侧拉伸 30～40 秒，根据实际情况设置组数。

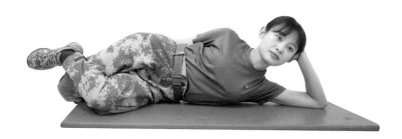

3. 腰腹部软组织放松练习

A24 花生球腰部放松

起始姿势：呈仰卧姿，双腿屈髋屈膝，两脚跟着地，将花生球沿着脊柱置于下腰背位置，身体重心压在花生球上，臀部微离开地面，双臂伸直放于体侧。

动作步骤：双脚、肩胛骨同时用力，上下缓慢移动花生球，放松腰部肌肉张力。

重复次数：每次滚动 30~40 秒，根据实际情况设置组数。

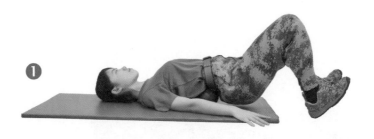

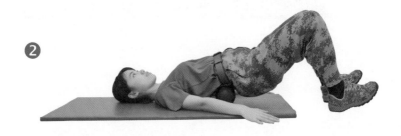

A25 小按摩球腰部放松

起始姿势： 呈仰卧姿，双臂放在胸前交叉，双脚抬高放在箱子上；在腰部脊柱一侧与地面之间放入一个小按摩球。

动作步骤： 用放在箱子上的双脚调节按摩力度，使小按摩球在胸廓与髋骨之间的区域滚动，也可以来回转动髋部改变受力方向。

重复次数： 每侧滚动30～40秒，根据实际情况设置组数。

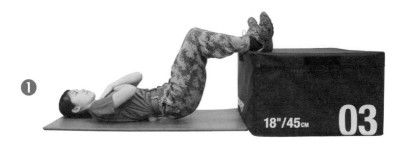

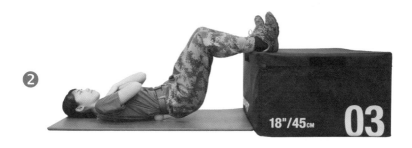

A26 大按摩球腹部放松

起始姿势: 双肘撑地,呈俯卧姿,大按摩球置于身体一侧腹部下位置,将身体重量压在大按摩球上。

动作步骤: 转动球来拧紧松弛腹部的软组织;或者保持姿势,通过控制呼吸来对隔膜产生更大的压力。

重复次数: 每侧滚动 30 ~ 40 秒或控制呼吸 8 ~ 10 次,根据实际情况设置组数。

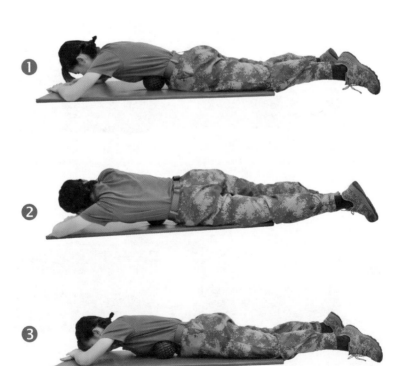

A27 大按摩球腰部侧面放松

起始姿势： 呈左侧卧姿，右腿屈膝放在左腿前面；将大按摩球置于左侧胸廓和髂骨之间；左肘支撑身体，并尽量远离身体，将身体重量压在大按摩球上。

动作步骤： 右腿蹬地，使身体沿髂骨的边缘来回滚动大按摩球，在承受的范围内尽可能多的体重置于大按摩球上。

重复次数： 每侧滚动30～40秒，根据实际情况设置组数。

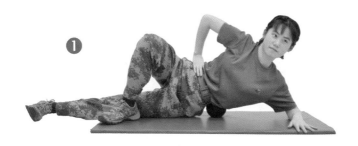

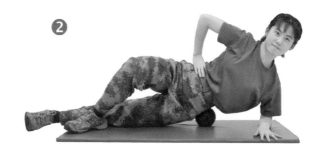

A28 按摩棒腰部放

起始姿势： 呈双膝跪姿，将臀部坐于脚跟上；双手反握按摩棒置于腰背部。

动作步骤： 双手持按摩棒使其上下滚动按摩腰部。

重复次数： 每侧滚动 30 秒，根据实际情况设置组数。

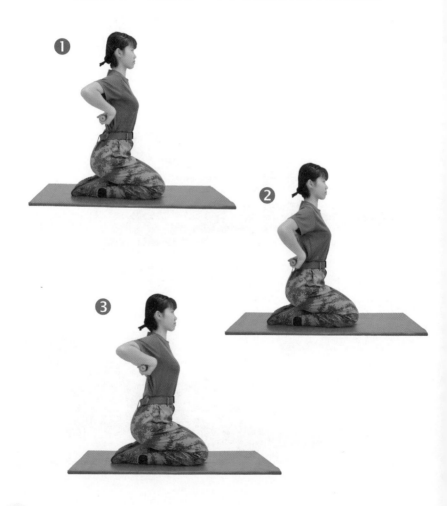

A29 泡沫轴腰部放松

起始姿势：呈侧卧姿，泡沫轴放置于腰部下方。

动作步骤：从下背部的中段到脊柱末端来回滚动泡沫轴；完成后换另一侧重复上述动作。

重复次数：每次滚动 30～40 秒，根据实际情况设置组数。

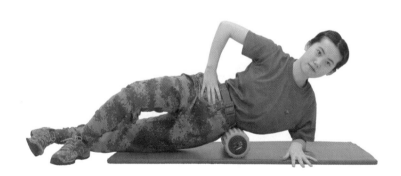

A30 侧卧拉伸

起始姿势：呈右侧卧姿，右肘和左手支撑身体；弯曲左腿，左膝朝上，尽量向身体上方提起；位于下方的右腿保持不动，耳、肩、髋、踝在同一直线上。

动作步骤：慢慢伸直手臂，使身体向左侧屈，位于下方的腿发力压地面，以产生抗阻力，并使髋关节离开地面；完成后换另一侧重复上述动作。

重复次数：每侧拉伸 30～40 秒，根据实际情况设置组数。

❶

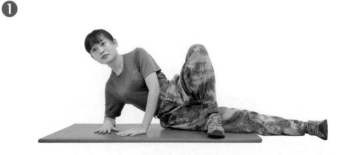

❷

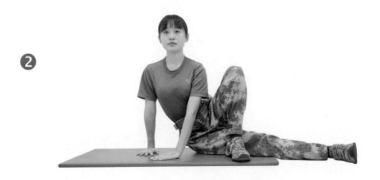

A31 支撑拉伸

起始姿势：呈俯卧姿，双臂屈肘，双手贴地，两腿分开。

动作步骤：保持地板和髋关节之间的压力，前臂支撑在胸部正下方，将上体缓慢推起。

重复次数：拉伸 30 ~ 40 秒，根据实际情况设置组数。

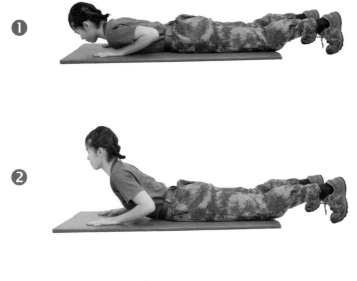

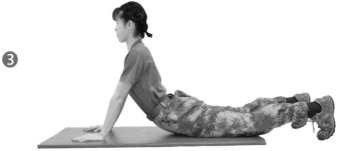

A32 弹力带辅助泡沫轴腰部拉伸

起始姿势： 呈仰卧姿，将泡沫轴放置于腰部弯曲处，双手在头顶拉住固定好的弹力带。

动作步骤： 保持身体姿势，两臂伸直缓慢将弹力带向前拉伸并产生拉力，肘部完全伸展和放松，双腿伸直平放在地面上。

重复次数： 拉伸 30 ~ 40 秒，根据实际情况设置组数。

❶

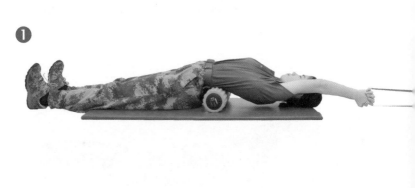

❷

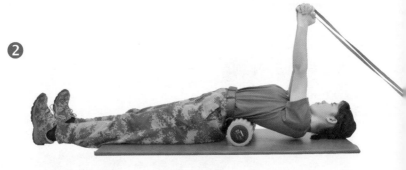

A33 半圆平衡球侧卧拉伸

动作步骤：身体侧卧于半圆平衡球上，并与球面贴合；双脚交叉紧贴地面，身体上方的手臂举过头顶，另一侧手臂掌心向下贴地。

动作步骤：保持身体姿势不变，身体上方举过头顶的手臂尽量向远处伸展，拉伸侧面肌肉。

重复次数：拉伸 30 ~ 40 秒，根据实际情况设置组数。

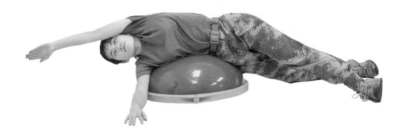

4. 胸背部软组织放松

A34 泡沫轴背部放松

起始姿势： 呈仰卧姿，泡沫轴置于背部下方，双手抱头，肘朝向上方。

动作步骤： 双腿蹬地使臀部稍离地，从背部中段向上至颈部以下，来回滚动泡沫轴。

重复次数： 每次滚动 30 ~ 40 秒，根据实际情况设置组数。

❶

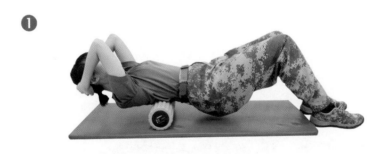

❷

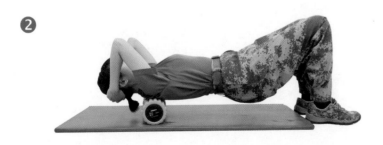

A35 泡沫轴背阔肌放松

起始姿势：呈侧卧姿，左臂伸直放于头顶，掌心向上，将泡沫轴置于左臂腋窝下；右臂屈肘置于体前；双腿屈膝稍朝上，双脚着地支撑地面，髋关节抬离地面。

动作步骤：双腿蹬地用力，使泡沫轴在左侧背阔肌上来回滚动。

重复次数：每次滚动 30 ~ 40 秒，根据实际情况设置组数。

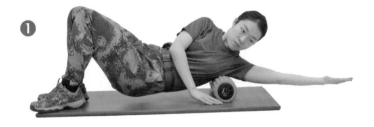

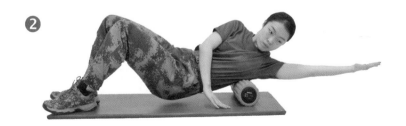

A36 花生球背部放松

起始姿势： 呈仰卧姿，双腿屈髋屈膝，两脚跟着地，将花生球沿着脊柱置于背部位置，双臂在胸前交叉。

动作步骤： 双脚同时用力使臀部离地，让花生球在上背部沿脊柱来回滚动。

重复次数： 每次滚动 30 ～ 40 秒，根据实际情况设置组数。

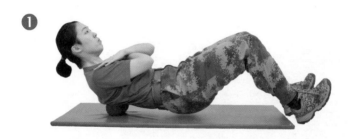

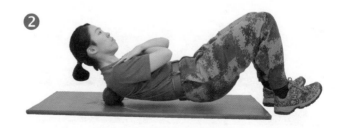

A37 小按摩球靠墙背部放松

起始姿势： 呈双腿分开站姿，身体背部靠墙，微屈髋屈膝，将小按摩球放置于胸椎一侧，身体重量压在小按摩球上。

动作步骤： 下肢发力，上下移动躯干，使小按摩球在胸椎来回滚动。

重复次数： 每侧滚动 30~40 秒，根据实际情况设置组数。

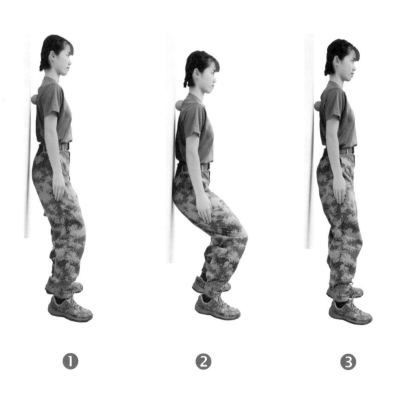

❶   ❷   ❸

A38 大按摩球胸部软组织放松

起始姿势： 呈俯卧姿，将大按摩球置于一侧锁骨下方、介于胸部和肩部中间的位置；这侧手臂向外伸展，尽可能多的体重压在球上；另一只手抓住大按摩球。

动作步骤： 调整按摩球的位置直至找到酸痛点，缓慢做手臂的上下移动，在酸痛点持续施压；完成后换另一侧重复上述动作。

重复次数： 每侧重复 12～16 次，根据实际情况设置组数。

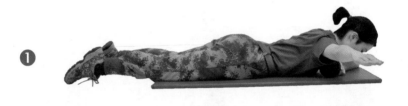

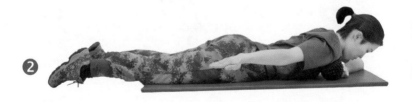

A39 小按摩球靠墙胸部放松

起始姿势： 呈双腿分开站姿，身体胸部靠墙，微屈髋屈膝，小按摩球置于一侧锁骨下方、介于胸部和肩部中间的位置，尽可能多的体重压在球上。

动作步骤： 左右移动身体，使小按摩球在胸部上沿锁骨来回滚动。

重复次数： 每侧滚动 30 ～ 40 秒。

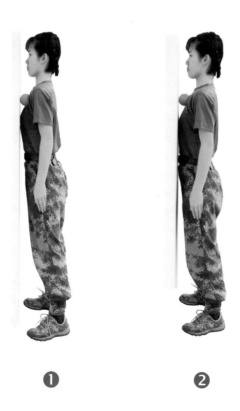

❶   ❷

A40 悬挂训练带背部拉伸

起始姿势： 呈站立姿，双手抓握悬挂训练带手柄。

动作步骤： 屈髋微屈膝，使骨盆向后移动，背部保持平直，手臂举过头顶并保持肘部伸直，将躯干向一侧伸展拉伸背部肌肉；完成后换另一侧重复上述动作。

重复次数： 每侧拉伸30～40秒，根据实际情况设置组数。

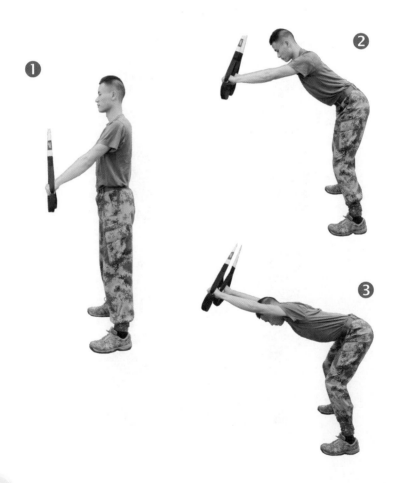

A41 弹力带胸部拉伸

起始姿势： 呈分腿站立姿，用后脚的同侧手抓握固定在身后高处的弹力带，拇指指向上方并且肘部伸直。

动作步骤： 做弓步运动，可以改变手臂的角度，拉伸胸部的不同位置。

重复次数： 每侧拉伸 30~40 秒，根据实际情况设置组数。

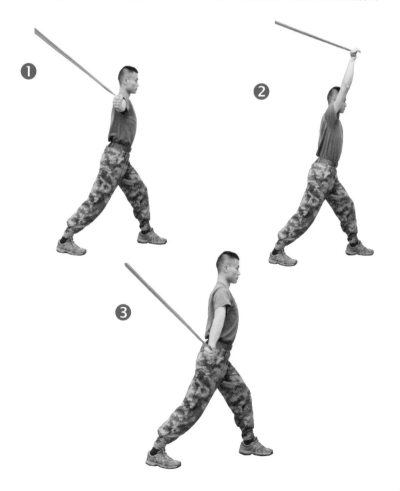

A42 健身球单臂拉伸

起始姿势：呈双膝跪姿，一侧手臂伸出，前臂放在健身球上，大拇指向上；另一侧手臂向后，手背紧贴腰部。

动作步骤：屈髋后坐，使胸部逐渐向地面拉伸接近。

重复次数：每侧拉伸30~40秒，根据实际情况设置组数。

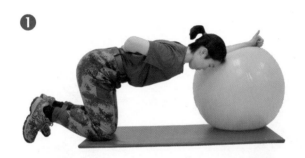

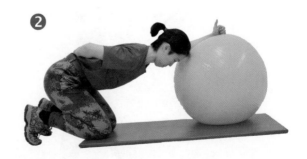

5. 肩颈部软组织放松

A43 按摩棒颈后肌群放松

起始姿势： 双腿交叉盘坐于地上，双手抓握按摩棒置于颈后部。

动作步骤： 将按摩棒架在一侧颈椎旁，上下来回滚动。

重复次数： 每侧重复滚动 30 ~ 40 秒，根据实际情况设置组数。

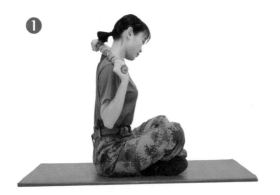

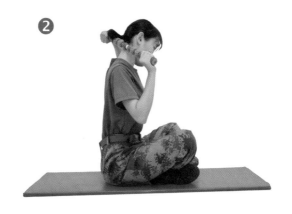

A44 大花生球颈部肌放松

起始姿势： 呈仰卧臀桥姿，将大花生球置于颈后部下方。

动作步骤： 调整大花生球的位置直至找到酸痛点，保持在酸痛点之上，缓慢上下点头或左右转头。

重复次数： 重复 12 ~ 16 次，根据实际情况设置组数。

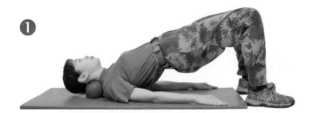

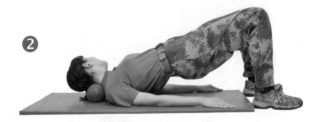

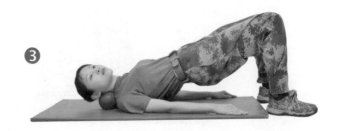

A45 小按摩球颈前肌群放松

起始姿势： 呈交叉腿盘坐姿，将小按摩球放在颈部侧面，位置略高于锁骨。

动作步骤： 保持小按摩球对颈部前侧的压力，通过滚动小按摩球并转动头部找到颈部扳机点，对扳机点位置持续施压。

重复次数： 重复滚动施压 30～40 秒，根据实际情况设置组数。

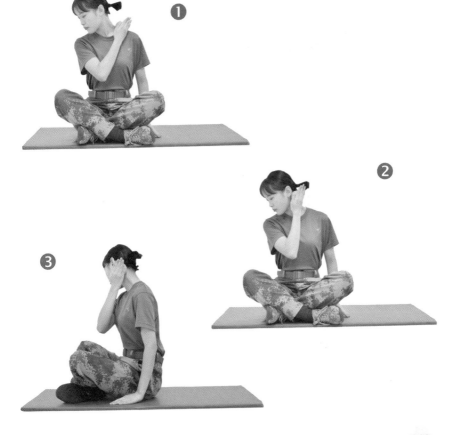

A46 大按摩球颅骨后放松

起始姿势： 呈仰卧姿，将大按摩球置于颅骨正中；双手可以放在前额位置，掌心向上，以增大向下的压力。

动作步骤： 慢慢地向身体一侧转动头部，让球沿着颅骨底部滚动到耳边，之后向另一侧转动头部。

重复次数： 重复 12 ~ 16 次，根据实际情况设置组数。

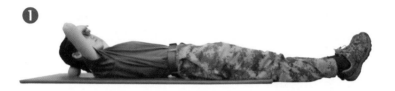

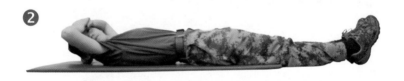

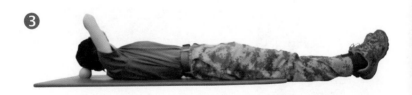

A47 小按摩球斜方肌放松

起始姿势：呈仰卧姿，将小按摩球置于一侧肩胛骨上方的肩颈之间，同侧手臂伸直朝上；未按摩一侧的手臂在体侧向下伸直，掌心贴地。

动作步骤：抬起髋关节以增加压力，按摩一侧的手臂沿着地面做环绕动作。

重复次数：每侧重复 12 ~ 16 次，根据实际情况设置组数。

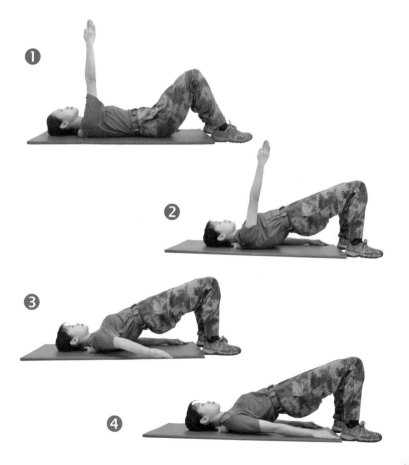

A48 木杆第一肋骨放松

起始姿势：呈仰卧姿，双腿屈膝，全脚掌接触地面；将一根圆头木杆的一端抵在墙壁，另一端置于锁骨与斜方肌和颈部底部之间的第一肋骨上。

动作步骤：脚跟用力踩住地面，同时身体向墙壁方向移动，使木杆对第一肋骨产生压力；同时受力一侧手臂做屈伸动作。

重复次数：每侧重复 12 ~ 16 次，根据实际情况设置组数。

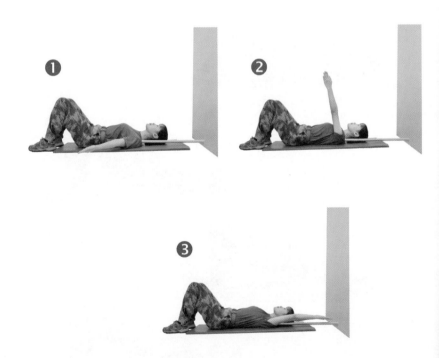

A49 小按摩球靠墙肩部前侧放松

起始姿势： 呈站立姿，将小按摩球放置于墙壁与肩膀前侧之间。

动作步骤： 滚动小按摩球，对扳机点进行小幅度的按摩。

重复次数： 每侧重复滚动 30 ～ 40 秒，根据实际情况设置组数。

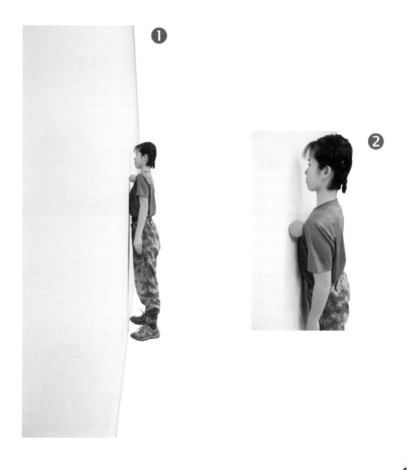

A50 小按摩球肩部后侧放松

起始姿势： 呈仰卧姿，双腿屈膝，全脚掌接触地面；一侧手臂外展，上臂与躯干和前臂均呈 90°，手指指向上方；将小按摩球放置外展肩部后侧下方。

动作步骤： 躯干倾斜将重量压在小按摩球上，外展手臂做最大幅度的内外旋。

重复次数： 每侧重复 12～16 次，根据实际情况设置组数。

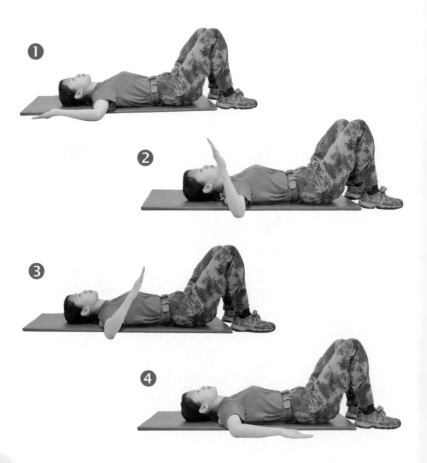

A51 小按摩球侧卧肩部放松

起始姿势：呈侧卧姿，上方的手臂伸过头顶，下方的手臂与身体垂直；将小按摩球放置于肩部下方。

动作步骤：移动身体使小按摩球在肩部滚动。

重复次数：每侧滚动30~40秒，根据实际情况设置组数。

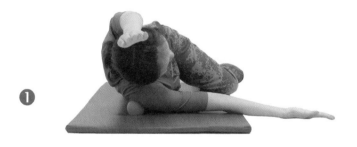

❶

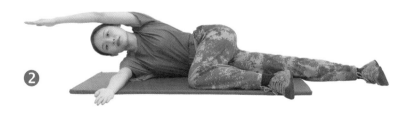

❷

A52 泡沫轴上臂后侧放松

起始姿势： 呈侧卧姿，将下方手臂屈肘放置于泡沫轴上，另一侧手支撑地面。

动作步骤： 压住泡沫轴，向内、向外转动肩部，松解上臂后侧肌肉。

重复次数： 每侧重复 16～20 次，根据实际情况设置组数。

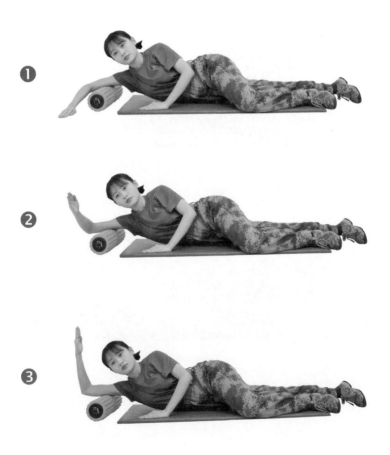

A53 颈部肌群拉伸

起始姿势：呈坐姿，背部尽量伸直，右臂外展举过头顶，屈肘抓住对侧头部，左手抓握体侧板凳下方。

动作步骤：右手将头缓慢拉向身体右侧，到最大活动范围后，将头向右转，眼睛直视右侧腋窝处，同时左臂伸直以固定躯干。

重复次数：每侧拉伸 30～40 秒，根据实际情况设置组数。

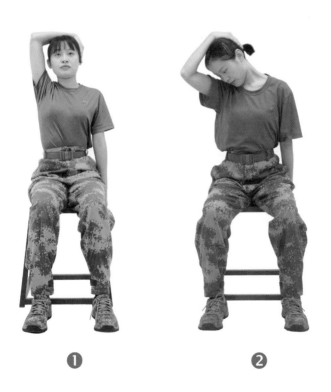

❶   ❷

A54 肩部前侧拉伸

起始姿势：呈站立姿，两臂自然伸直，掌心相对，向后伸至极限位置。

动作步骤：保持身体重心固定不变，做肩带后缩、下降动作。

重复次数：每次拉伸30～40秒，根据实际情况设置组数。

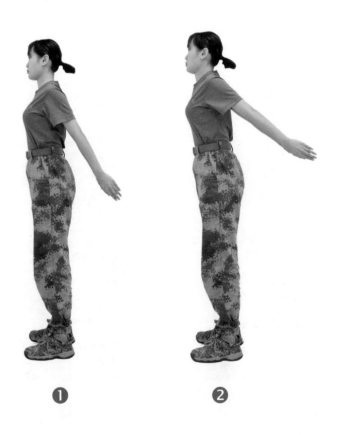

❶   ❷

A55 肩部后侧拉伸

起始姿势： 呈开立姿，将左手臂抬至体前水平位置，拇指向下；右手臂扶住左肘关节上方。

动作步骤： 右手把左肘关节拉至靠近躯干的方向，保持一定时间；完成后换另一侧重复上述动作。

重复次数： 每侧拉伸 30～40 秒，根据实际情况设置组数。

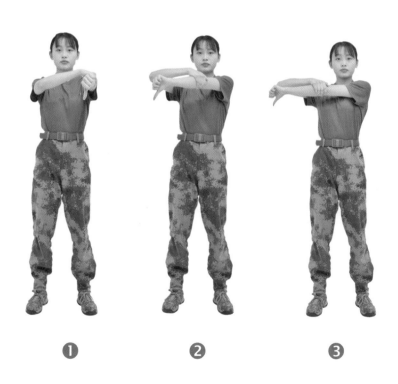

❶　　　　　　　❷　　　　　　　❸

A56 屈肘拉伸

起始姿势： 呈开立姿，弯曲右臂，贴耳向后，右手掌心贴肩胛骨。

动作步骤： 左手扶住右肘用力使右臂尽可能向后拉伸；完成后换另一侧重复上述动作。

拉伸时间： 每侧拉伸30~40秒，根据实际情况设置组数。

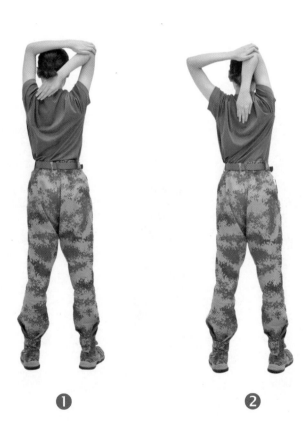

❶   ❷

二 重置阶段的动作练习

B1 腹式呼吸

起始姿势：呈仰卧姿，保持躯干中立位，双脚抬高放在健身球或凳子上，髋关节和膝关节屈曲自然放松，双臂放置于体侧。

动作步骤：一只手放在胸部，另一只手放在腹部；用鼻子吸气，膈肌下降，腹部胸廓向外 360° 扩张；用嘴呼气，膈肌上升腹壁收缩；呼吸时间是吸气时间的 1.5 倍，并且呼气和吸气之间暂停 1~2 秒。

重复次数：重复 12~16 次，根据实际情况设置组数。

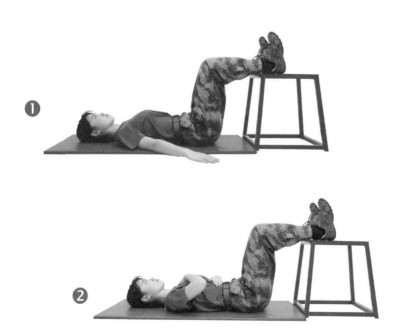

B2 仰卧直腿呼吸

起始姿势： 呈仰卧姿，双腿紧贴箱体或墙壁向上伸展，臀部尽量靠近箱体或墙壁。将弹力带一端套在大腿后侧，双手抓握弹力带另一端举过头顶，手臂伸直。

动作步骤： 保持姿势，持续进行腹式呼吸。

重复次数： 重复 12 ~ 16 次，根据实际情况设置组数。

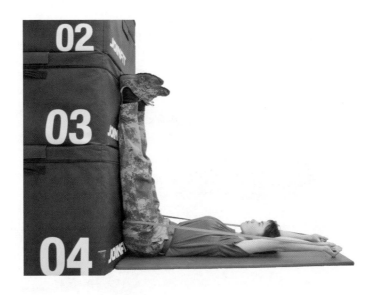

B3 死虫式呼吸

起始姿势： 呈仰卧姿，保持躯干中立位，两腿分开与髋同宽，双脚抬高放在健身球或凳子上，髋关节和膝关节屈曲90°，双臂放置于体侧。

动作步骤： 在呼气时分别将双脚抬离健身球或凳子，之后持续进行腹式呼吸。

重复次数： 重复 10～12 次，根据实际情况设置组数。

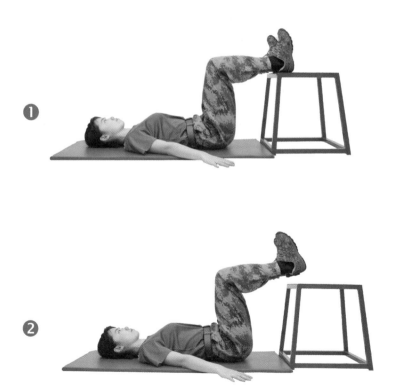

B4 脚固定骨盆离地式呼吸

起始姿势：呈仰卧姿，保持躯干中立位，两腿分开与髋同宽，双脚抬高放在健身球或凳子上，髋关节和膝关节屈曲90°，双膝之间夹住一个 15～20cm 的物体，双臂放置于体侧。

动作步骤：双脚用力将髋部略微抬离地面，之后持续进行腹式呼吸。

重复次数：重复 10～12 次，根据实际情况设置组数。

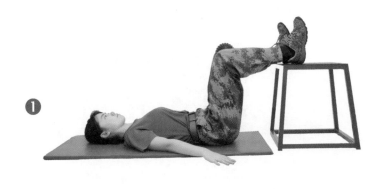

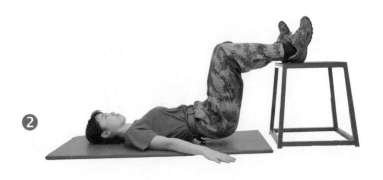

B5 推墙式呼吸

起始姿势：呈仰卧姿，保持躯干中立位，两腿分开与髋同宽，髋关节和膝关节屈曲 90°，将手掌反向置于墙壁上。

动作步骤：手掌向墙壁略微用力，保持姿势进行持续腹式呼吸。

重复次数：重复 10 ～ 12 次，根据实际情况设置组数。

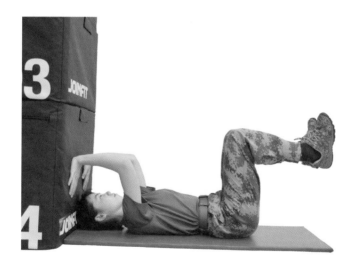

B6 推墙式蹬腿呼吸

起始姿势： 呈仰卧姿，保持躯干中立位，髋关节和膝关节屈曲 90°，将手掌反向置于墙壁上。

动作步骤： 手掌向墙壁略微用力，保持姿势进行腹式呼吸的同时将两腿交替向前蹬出。

重复次数： 重复 10～12 次，根据实际情况设置组数。

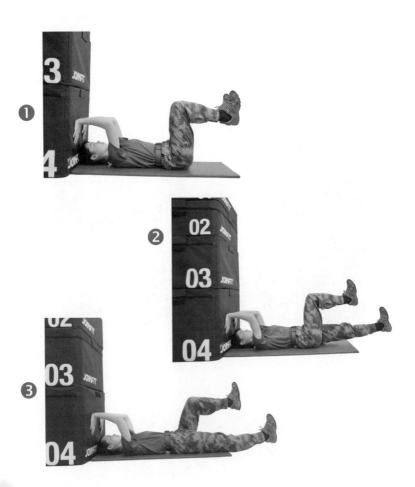

B7 推墙式脚跟触地呼吸

起始姿势：呈仰卧姿，保持躯干中立位，髋关节和膝关节屈曲 90°，将手掌反向置于墙壁上。

动作步骤：手掌向墙壁略微用力，保持姿势进行腹式呼吸的同时将两脚跟交替下落触地。

重复次数：重复 10 ~ 12 次，根据实际情况设置组数。

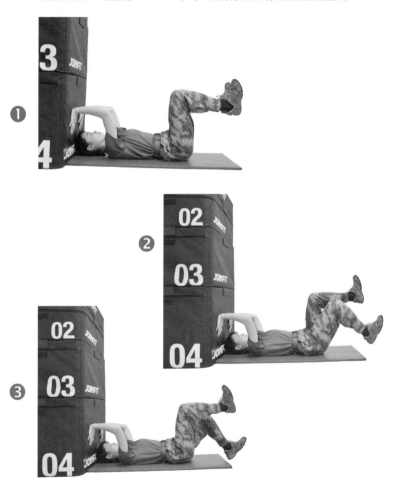

B8 直臂下压式呼吸

起始姿势： 呈仰卧姿，保持躯干中立位，两腿分开与髋同宽，髋关节和膝关节屈曲 90°，将手臂举过头顶，下压在头顶上方的泡沫轴上。

动作步骤： 手臂在泡沫轴上保持压力，维持姿势进行腹式呼吸。

重复次数： 重复 10 ~ 12 次，根据实际情况设置组数。

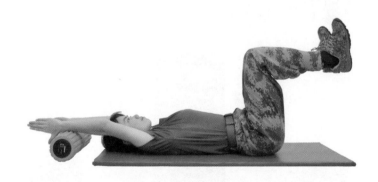

B9 直臂下压式脚跟触地呼吸

起始姿势: 呈仰卧姿,保持躯干中立位,两腿分开与髋同宽,髋关节和膝关节屈曲 90°,将手臂举过头顶,下压在头顶上方的泡沫轴上。

动作步骤: 手臂在泡沫轴上保持压力,维持姿势进行腹式呼吸的同时将两脚跟交替下落触地。

重复次数: 重复 10 ~ 12 次,根据实际情况设置组数。

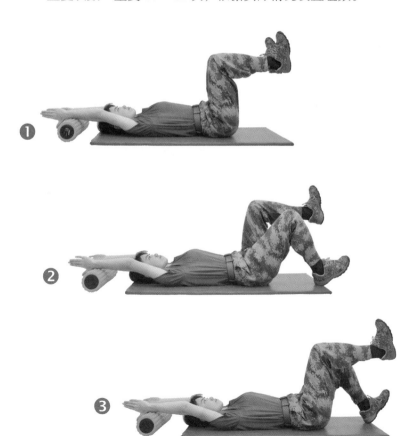

B10 手固定骨盆离地式呼吸

起始姿势：呈仰卧姿，双保持躯干中立位，髋关节和膝关节屈曲 90°，双手在头顶上方抓住固定物。

动作步骤：将骨盆离地垂直提起，保持姿势进行腹式呼吸。

重复次数：重复 6 ~ 8 次，根据实际情况设置组数。

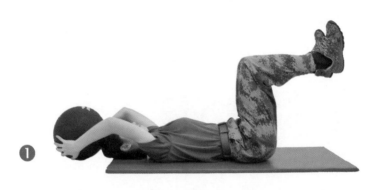

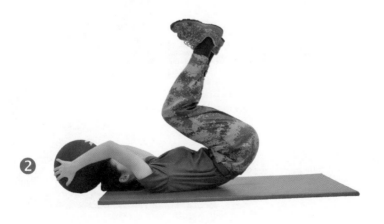

B11 下犬式呼吸

起始姿势： 呈四足支撑姿势，掌心和全脚掌触地，将臀部尽量抬高，两手臂压向地面，膝关节和肘关节完全伸直，头部和躯干保持在一条直线上。

动作步骤： 保持姿势，进行腹式呼吸。

重复次数： 重复 12 ～ 16 次，根据实际情况设置组数。

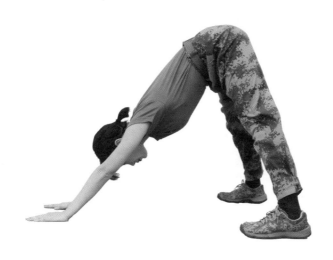

B12 悬挂式呼吸

起始姿势： 呈站立姿，双手抓握悬挂式训练带或低单杠。

动作步骤： 屈髋屈膝 90°，双臂自然伸直，自由地悬吊起身体，全身只有手抓握用力；保持姿势，进行腹式呼吸。

重复次数： 重复 12 ~ 16 次，根据实际情况设置组数。

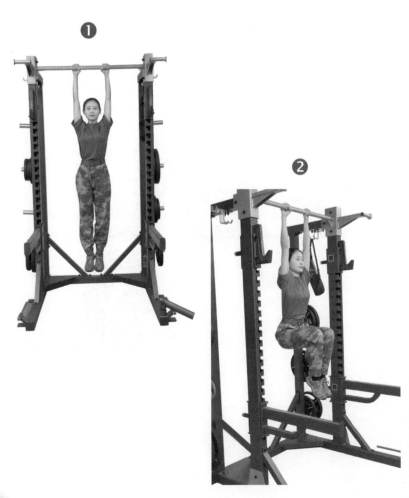

B13 上半身俯卧位至仰卧位滚动

起始姿势：呈俯卧姿，双腿伸直，双臂上举过头顶。

动作步骤：用右臂引导身体，并随着右臂转动而滚动至仰卧位；除右臂外，身体其余部位保持放松。完成后恢复俯卧姿，换左臂重复上述动作。

重复次数：重复 3 ~ 6 次，根据实际情况设置组数。

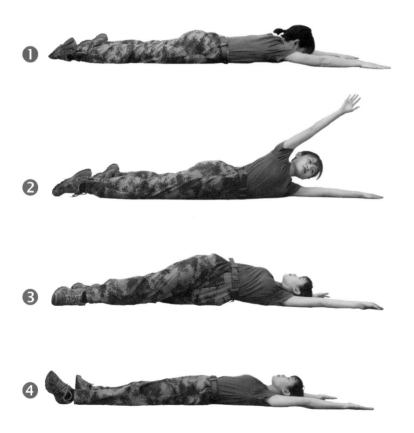

B14 下半身俯卧位至仰卧位滚动

起始姿势：呈俯卧姿，双腿伸直，双臂上举过头顶。

动作步骤：用右腿引导身体，并随着右腿转动而滚动至仰卧位；除右腿外，身体其余部位保持放松。完成后恢复俯卧姿，换左腿重复上述动作。

重复次数：重复 3～6 次，根据实际情况设置组数。

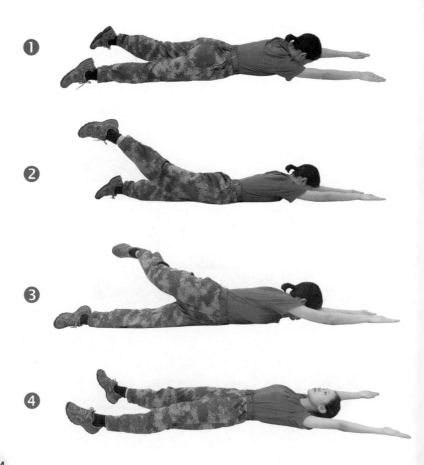

B15 上半身仰卧位至俯卧位滚动

起始姿势： 呈仰卧姿，双腿伸直，双臂上举过头顶。

动作步骤： 用右臂引导身体，并随着右臂转动而滚动至俯卧位；除右臂外，身体其余部位保持放松。完成后恢复仰卧姿，换左臂重复上述动作。

重复次数： 重复 3～6 次，根据实际情况设置组数。

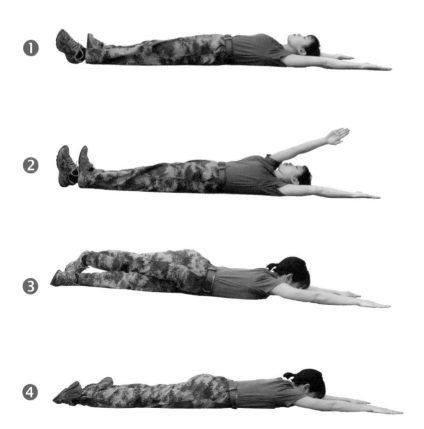

B16 下半身仰卧位至俯卧位滚动

起始姿势： 呈仰卧姿，双腿伸直，双臂上举过头顶。

动作步骤： 用右腿引导身体，并随着右腿转动而滚动至俯卧位；除右腿外，身体其余部位保持放松。完成后恢复仰卧姿，换左腿重复上述动作。

重复次数： 重复 3～6 次，根据实际情况设置组数。

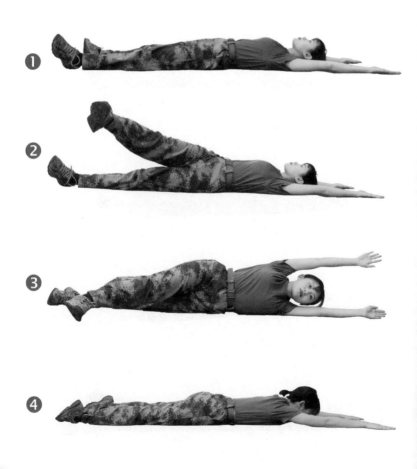

B17 硬滚动

起始姿势： 呈仰卧姿，右肘和左膝夹住一个物体，左手臂和右腿呈伸展状态。

动作步骤： 收紧腹部核心肌群，保持躯干伸展，使身体向右侧缓慢转动，成侧卧姿势；然后进行反向动作，完成后换另一侧重复上述动作。

重复次数： 重复 3 ～ 6 次，根据实际情况设置组数。

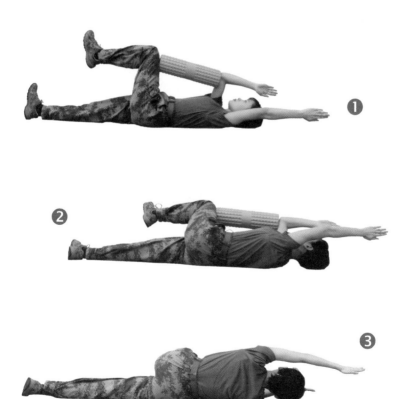

B18 婴儿爬行

起始姿势：呈四足支撑姿势，保持躯干正直。

动作步骤：向前移动右臂和左腿，然后向前移动左臂和右腿，移动过程中躯干保持稳定不要发生晃动；不断交替进行，执行预定规定距离。

重复次数：移动 5～10m，根据实际情况设置组数。

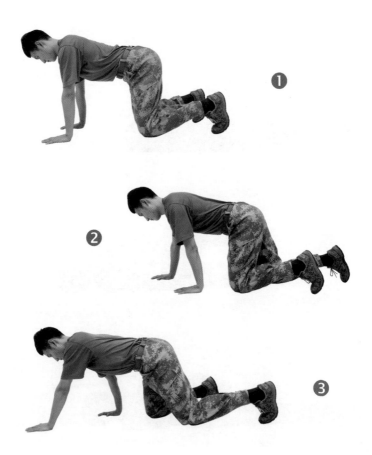

B19 静态婴儿式支撑

起始姿势：呈四足支撑姿势，保持躯干正直。

动作步骤：双手与脚尖同时发力使双膝离地，小腿与地面平行；躯干保持稳定不要发生晃动，正常呼吸。

重复次数：保持 60 ~ 120 秒，根据实际情况设置组数。

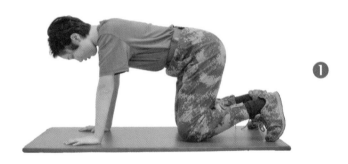

❶

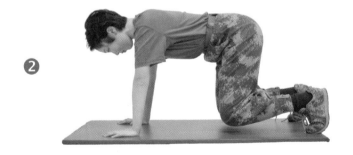

❷

B20 原地移动婴儿爬行

起始姿势：呈四足支撑姿势，保持躯干正直。

动作步骤：双膝离地，小腿与地面平行，手脚保持不动，躯干前后水平移动。

重复次数：重复 16～20 次，根据实际情况设置组数。

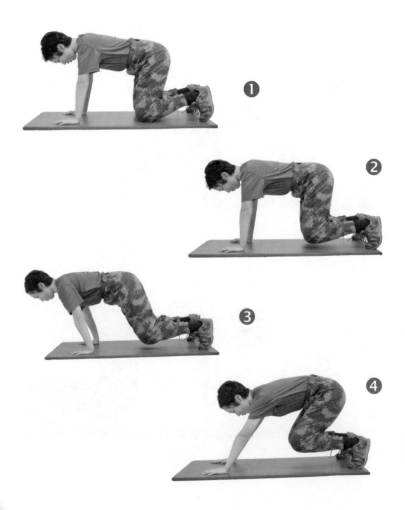

B21 前后移动婴儿爬行

起始姿势：呈四足支撑姿势，保持躯干正直。

动作步骤：双膝离地，小腿与地面平行，向前移动右臂和左腿，接着向前移动左臂和右腿，移动过程中躯干保持稳定不要发生晃动；然后向后移动左臂右腿，接着移动右臂和左腿；不断交替进行，执行预定规定距离。

重复次数：移动 5 ~ 10m，根据实际情况设置组数。

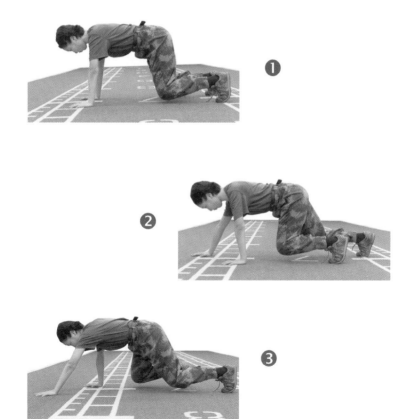

B22 左右移动婴儿爬行

起始姿势： 呈四足支撑姿势，保持躯干正直。

动作步骤： 双膝离地，小腿与地面平行，向左移动左臂和左腿，然后向左移动右臂和右腿，移动过程中躯干保持稳定不要发生晃动；不断交替进行，执行预定规定距离。

重复次数： 移动 5 ~ 10m，根据实际情况设置组数。

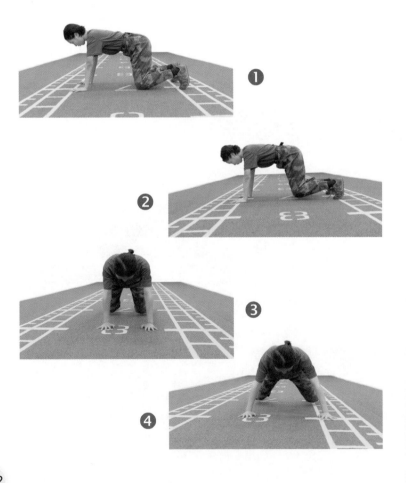

B23 向左旋转婴儿爬行

起始姿势： 呈四足支撑姿势，保持躯干正直。

动作步骤： 双膝离地，小腿与地面平行，右臂向左臂前移动，左脚向右脚前移动，然后左臂和右脚移动恢复到四足支撑姿势，移动过程中躯干保持稳定不要发生晃动；不断交替进行，执行预定重复次数。

重复次数： 重复 12 ~ 16 次，根据实际情况设置组数。

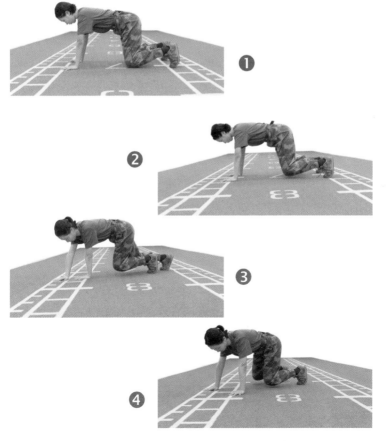

B24 熊爬

起始姿势：呈四足支撑姿势，保持躯干正直；臀部向后向上抬起，脚跟略微离地，肘关节伸直，膝关节微曲。

动作步骤：向前移动右臂和左腿，然后向前移动左臂和右腿，移动过程中躯干保持稳定不要发生晃动；不断交替进行，执行预定规定距离。

重复次数：移动 5 ~ 10m，根据实际情况设置组数。

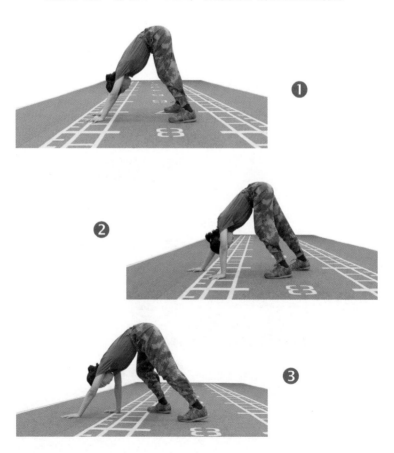

三 准备阶段的动作练习

1. 踝关节

C1 脚趾分离

起始姿势：呈坐姿，左腿屈膝放置右腿膝盖上方。

动作步骤：右手指依次塞进左脚趾缝之间，然后前后扭动脚趾。完成后换右脚重复上述动作。

重复次数：每侧重复 16～20 次，根据实际情况设置组数。

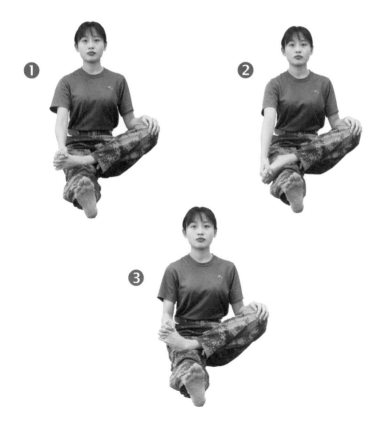

C2 脚趾蹲起

起始姿势： 呈站立姿，抬起脚跟，尽量使脚掌垂直地面。

动作步骤： 保持身体不要晃动，做蹲起动作。

重复次数： 重复 12 ~ 16 次，根据实际情况设置组数。

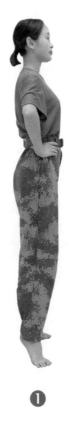

①

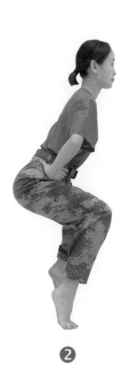

②

C3 坐姿脚趾跖屈

起始姿势：呈坐姿，右腿伸直，左小腿前侧紧贴地面，左脚背绷直，左手扶左膝。

动作步骤：右手撑地，以左脚趾为支点，左手协助左膝将其尽量抬高；处于最大活动度时，将左脚向身体内、外侧转动。完成后换右脚重复上述动作。

重复次数：重复 12～16 次，根据实际情况设置组数。

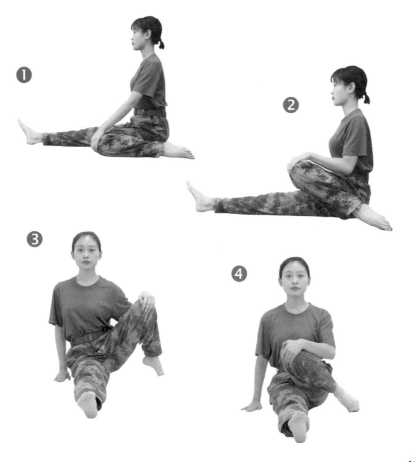

C4 跪姿侧向踝关节屈伸

起始姿势: 呈左右单膝跪姿,右膝跪地,将左腿置于身体左侧,膝盖脚尖朝外,躯干保持中立位,双手叉腰,抬头挺胸。

动作步骤: 将身体重心加速压向左脚踝,左膝盖沿左脚的方向运动做最大幅度的位移,确保在移动过程中左脚全脚掌触地且不发生移动;完成后换另一侧重复上述动作。

重复次数: 每侧重复 8 ~ 12 次,根据实际情况设置组数。

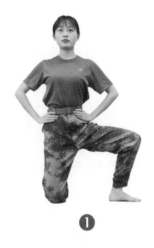

❶

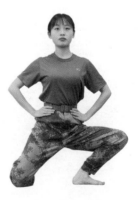

❷

C5 单膝跪姿前后移动

起始姿势：呈单膝跪姿。

动作步骤：身体向后移动，后侧小腿和脚背平放在地面上，臀部坐于脚上，前侧腿伸直；身体向前移动，使前脚脚掌重新贴在地面上，并使前侧膝关节超过脚趾，前脚做最大幅度踝背屈，但脚跟不要离地。练习时躯干保持中立位，双手放在身体两侧，随身体前后移动维持身体稳定。完成后换另一侧重复上述动作。

重复次数：每侧重复 8 ~ 12 次，根据实际情况设置组数。

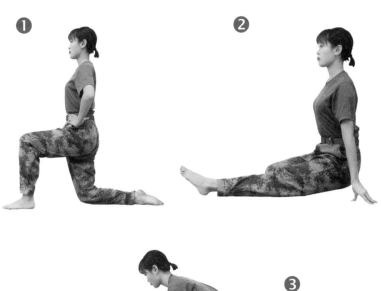

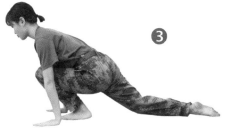

C6 木杆跪姿踝关节屈伸

起始姿势：呈单膝跪姿，双手扶握木杆放置于前脚掌第二脚趾处。

动作步骤：将身体重心压向前脚踝，膝盖沿木杆外侧运动做最大幅度的位移，确保在移动过程中脚不要发生移动；完成后换另一侧重复上述动作。

重复次数：每侧重复 8～12 次，根据实际情况设置组数。

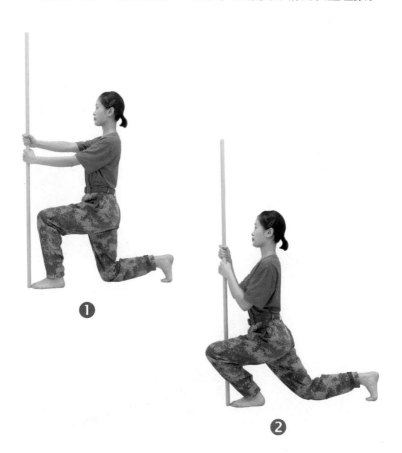

C7 踩墙跪姿踝关节屈伸

起始姿势：呈单膝跪姿，身体面向墙壁，前脚脚掌踩压在墙壁上，双手扶墙保持身体稳定。

动作步骤：前侧膝关节尽量向墙壁方向移动，使前脚踝做最大限度背屈；完成后换另一侧重复上述动作。

重复次数：每侧重复 8 ~ 12 次，根据实际情况设置组数。

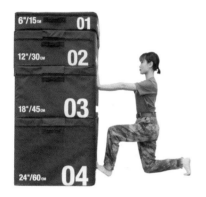

❶

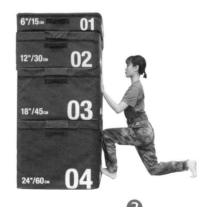

❷

C8 踩墙站姿踝关节横向移动

起始姿势：呈分腿站姿，身体面向墙壁，前脚掌踩压在墙壁上，双手扶墙保持身体稳定。

动作步骤：将重心压在前脚跟上，伸直膝关节，脚跟固定不动，前侧脚掌左右横向移动；完成后换另一侧重复上述动作。

重复次数：每侧重复 8 ~ 12 次，根据实际情况设置组数。

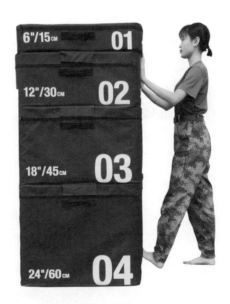

C9 面墙站姿踝关节横向移动

起始姿势： 呈单腿站姿，身体面向墙壁，双手扶墙保持身体稳定。

动作步骤： 支撑腿伸直，脚尖朝前且全脚掌着地不要发生移动，另一只脚在身体两侧尽量最大幅度的用脚尖触地，练习时身体始终面向墙面；完成后换另一侧重复上述动作。

重复次数： 每侧重复 12~16 次，根据实际情况设置组数。

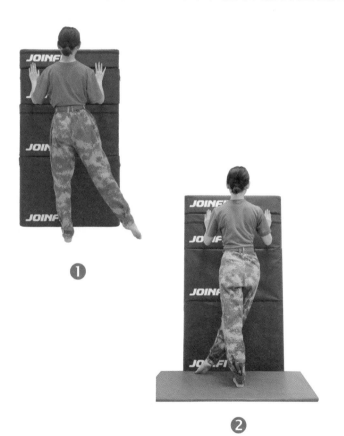

❶

❷

C10 面墙站姿踝关节旋转移动

起始姿势：呈站立姿势，身体面向墙壁，双手扶墙保持身体稳定。

动作步骤：支撑腿伸直脚尖朝前且脚不要发生移动，另一条腿以支撑腿为轴，屈膝在冠状面做左右摆腿，进行旋转移动；完成后换另一侧重复上述动作。

重复次数：每侧重复12～16次，根据实际情况设置组数。

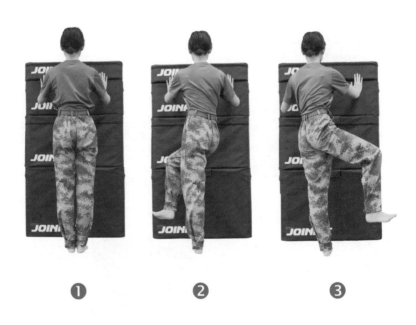

❶   ❷   ❸

C11 面墙站姿踝关节前后移动

起始姿势：呈分腿站姿，身体面向墙壁，双手扶墙保持身体稳定。

动作步骤：双腿屈膝，前侧腿脚尖点地，后侧腿脚尖朝前，全脚掌踩实地面，重心压在后脚脚踝上；下蹲过程中，后侧膝关节尽量向墙壁方向移动，抬头挺胸，身体保持中立位；完成后换另一侧重复上述动作。

重复次数：每侧重复 12～16 次，根据实际情况设置组数。

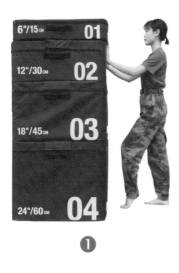

❶

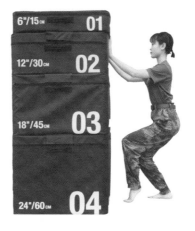

❷

C12 泡沫轴靠墙蹲起

起始姿势：呈站立姿势，双膝之间夹个毛巾，双脚并拢背向墙壁，脚跟尽量靠向墙壁；在身体和墙壁之间放置一个泡沫轴。

动作步骤：双脚全脚掌贴地且不发生移动，后背贴紧泡沫轴，做最大幅度的蹲起动作。

重复次数：重复 12 ~ 16 次，根据实际情况设置组数。

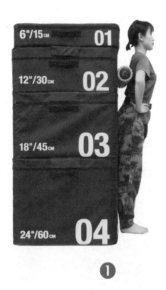

❶

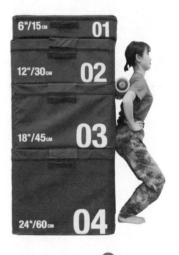

❷

C13 弹力带踝关节牵拉

起始姿势：呈前后分腿站立姿，左脚踩在膝关节同高的箱子或椅子上。

动作步骤：将弹力带一端套在左脚踝处，另一端固定在地面上。左脚全脚掌贴地且不发生移动，将左膝尽量向前移动到最大幅度；完成后换右脚踝重复上述动作。

重复次数：每侧重复12～16次，根据实际情况设置组数。

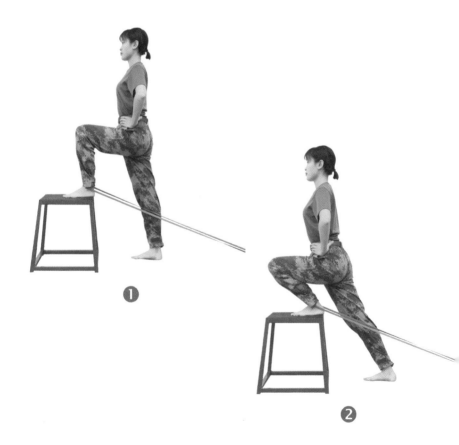

C14 巫毒带踝关节加压

起始姿势： 呈坐姿。

动作步骤： 在踝关节处由远端向近端缠绕巫毒带，要完全包裹住整个踝关节，并且每一圈缠绕与上一圈都有一半的重叠。疼痛部位把巫毒带的张力拉伸到 75% ~ 80%，其他的部位拉伸到 50%；缠绕完毕后，踝关节做功能性活动（如背屈、趾屈等）；完成后换另一侧重复上述动作。

重复次数： 加压 3 ~ 5 分钟，根据实际情况设置组数。

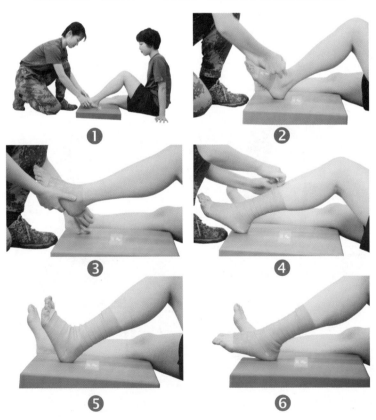

2. 膝关节

巫毒带膝关节加压

起始姿势：呈坐姿。

动作步骤：在膝关节处由远端向近端缠绕巫毒带，要完全包裹住整个膝关节，并且每一圈缠绕与上一圈都有一半的重叠。疼痛部位把巫毒带的张力拉伸到 75% ~ 80%，其他的部位拉伸到 50%；缠绕完毕后，膝关节做功能性活动；完成后换另一侧重复上述动作。

重复次数：加压 3 ~ 5 分钟，根据实际情况设置组数。

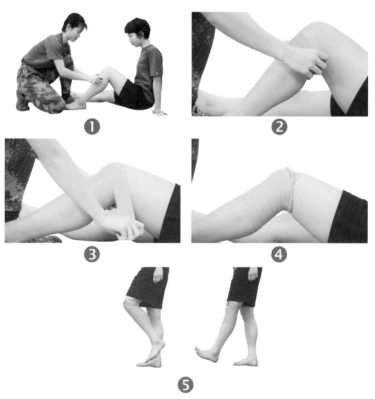

C16 小按摩球膝关节挤压

起始姿势：呈坐姿，将小按摩球放置在一侧膝关节后侧。

动作步骤：双手抱住小腿，把脚跟拉向臀部，然后保持脚掌贴地，使臀部挪向脚跟，逐渐增加压力；另一侧腿始终保持自然伸直；完成后换另一侧重复上述动作。

重复次数：加压 30 ~ 60 秒，根据实际情况设置组数。

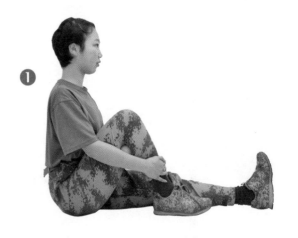

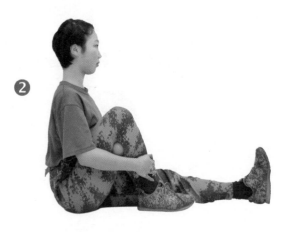

C17 双手膝关节加压

起始姿势: 呈坐姿,右腿伸直放在泡沫轴上,在右脚背上套上一条弹力带并保持一定张力。

动作步骤: 练习者双手掌心向下扶住右膝盖上方施加向下压力,同时小腿做向内、向外旋转;完成后换左膝重复上述动作。

重复次数: 加压30~60秒,根据实际情况设置组数。

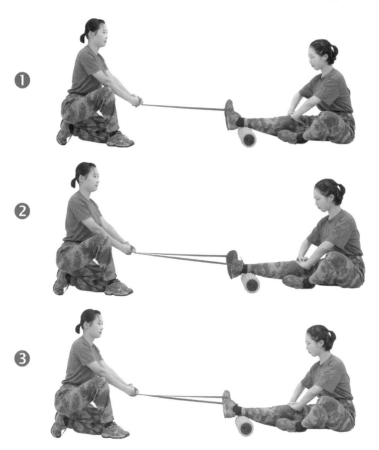

3. 髋关节

C18 单侧髋关节环绕

起始姿势： 呈大弓步姿势，两腿分别位于身体前方和后方，前方的脚踏实踩在地上，后方腿的膝关节触地，降低髋部高度；前脚同侧的手按住脚面，脚不要发生移动，另一侧手支撑地面。

动作步骤： 前方大腿外展尽量远离躯干，在最大幅度处以前方腿的髋关节为轴进行环绕；完成后换另一侧重复上述动作。

重复次数： 每侧环绕 10～12 次，根据实际情况设置组数。

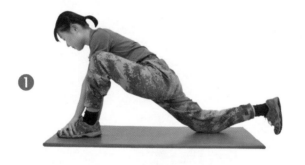

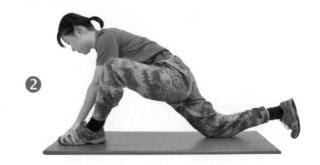

C19 蛙式伸展

起始姿势：呈四足支撑姿势，双臂屈肘贴地，肘关节在肩关节下方；双膝尽量分开，宽于髋关节；躯干与大腿保持90°，小腿内侧触地。

动作步骤：髋关节屈曲向后直至感受到髋关节挤压，后背与地面保持水平，不塌腰；回到起始姿势，执行预定重复次数，连续完成预定次数。

重复次数：每侧重复10～12次，根据实际情况设置组数。

❶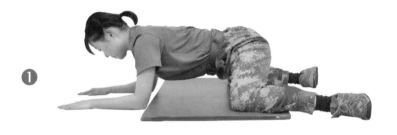

❷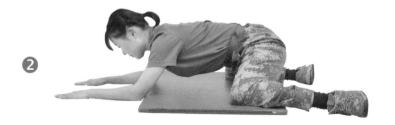

C20 蝎子摆尾

起始姿势：呈俯卧姿，双臂张开与身体垂直，掌心贴地，胸部贴近地面。

动作步骤：右腿抬起经身体上方缓慢摆动至左侧，右脚尖尽量靠近左手，胸部尽可能贴近地面保持起始姿势，最大限度后保持 2 秒；回到起始姿势，执行预定重复次数，换另一侧进行同样练习。

重复次数：每侧重复 10 ~ 12 次，根据实际情况设置组数。

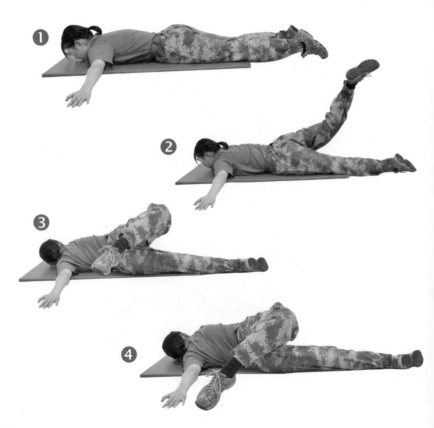

C21 相扑蹲举

起始姿势：呈站立姿，俯身向下，双手抓住脚尖或踝关节，双膝伸直。

动作步骤：下蹲，全脚掌贴地，使髋部尽量贴近地面，双臂置于两膝内侧，抬头挺胸，后背挺直；双手抓握不变，慢慢伸直双膝；回到起始姿势，执行预定重复次数。

重复次数：每侧重复10～12次，根据实际情况设置组数。

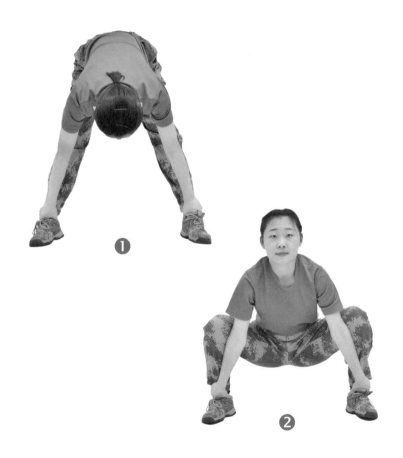

C22 最伟大拉伸

起始姿势：呈站立姿。

动作步骤：右脚向前跨出一步，成弓步蹲姿；左手撑地，与肩同宽，右手覆于左手上；右臂屈肘下压于脚跟内侧，保持 3 秒；身体向右旋转，右臂直臂外展，指尖向上，与支撑手臂呈直线；头部转动看上举手臂指尖，保持 3 秒；双手撑地将身体推起，身体重心后移，双脚伸直，勾脚尖，拉伸前腿后肌群，保持 6 秒；回到起始姿势，执行预定重复次数；换另一侧进行同样练习。

重复次数：每侧重复 3 ~ 6 次，根据实际情况设置组数。

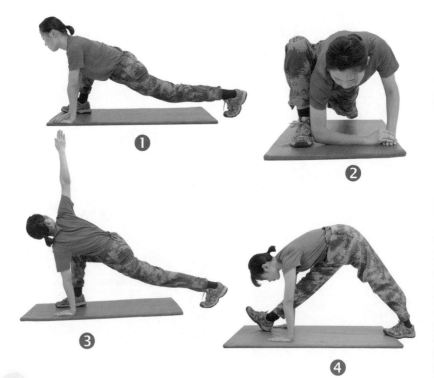

C23 摇篮抱膝

起始姿势： 呈站立姿。

动作步骤： 抬高左腿使大腿与地面平行，弯曲膝朝外，右手抱住左踝外侧，左手抱住左膝外侧，支撑腿与后背挺直，保持几秒，执行预定重复次数。

重复次数： 每侧重复10~12次，根据实际情况设置组数。

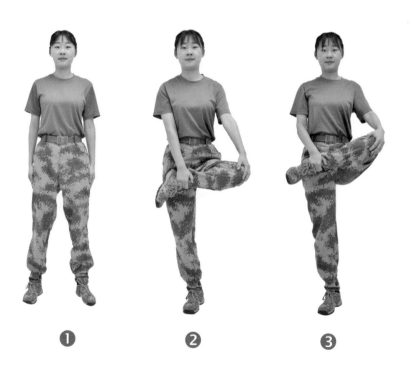

❶   ❷   ❸

C24 单腿抱膝

起始姿势：呈站立姿。

动作步骤：双手抱住膝盖下方，一条腿弯曲膝盖尽量贴近胸部，支撑腿与后背挺直；回到起始位置，执行预定重复次数，换另一侧进行同样练习。

重复次数：每侧重复10~12次，根据实际情况设置组数。

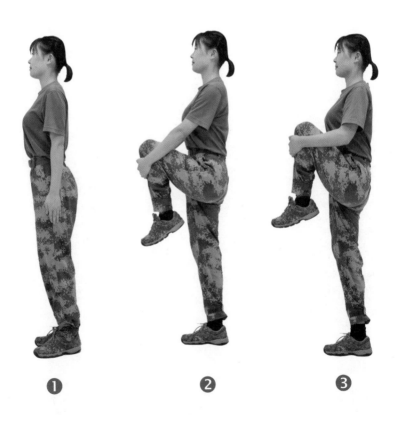

❶ ❷ ❸

C25 伸膝抱腿

起始姿势：呈站立姿。

动作步骤：右腿屈膝向后，右手抱右脚背用力后拉，双膝并拢夹紧，保持在额状面上平行；左臂伸直上举，停顿2秒；回到起始姿势，执行预定重复次数，换另一侧进行同样练习。

重复次数：每侧重复10～12次，根据实际情况设置组数。

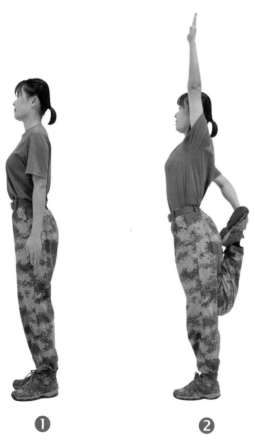

❶ ❷

C26 左右弓步蹲

起始姿势： 呈分腿站立姿。

动作步骤： 左脚向左侧跨步，呈左侧弓步全蹲，左脚掌踩实地面；右腿伸直，脚尖朝前，脚内侧触地；双手扶地维持身体稳定，右腿做最大幅度的内外旋；执行预定重复次数，换另一侧进行同样练习。

重复次数： 每侧重复10～12次，根据实际情况设置组数。

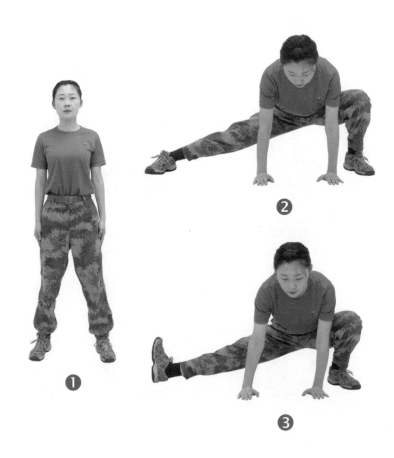

C27 高位弓步转体

起始姿势：呈站立姿，将右腿放在与膝同高的箱子上，左腿伸直，脚尖朝外。

动作步骤：左腿弯曲，降低身体重心，将右小腿内侧放在箱子的边缘；尽量向远离右腿的方向旋转身体；完成后换另一侧重复上述动作。

重复次数：每侧重复10~12次，根据实际情况设置组数。

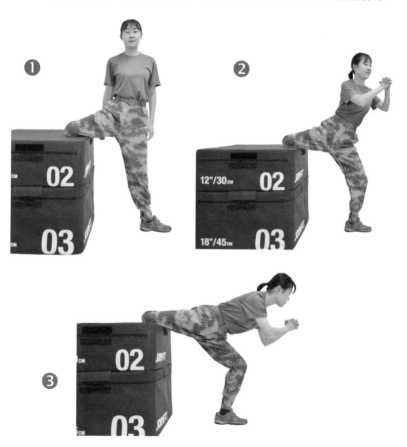

C28 四足位髋关节囊松解

起始姿势：呈四足支撑姿势。右膝抬起，左腿股骨垂直于地面，并使左小腿尽可能贴地摆至身体右侧方向。

动作步骤：右膝放在左小腿后侧将其固定住，将重心压在左膝上，髋部向左地面偏移；保持姿势，身体尽量前后最大范围的活动；完成后换另一侧重复上述动作。

重复次数：每侧重复10～12次，根据实际情况设置组数。

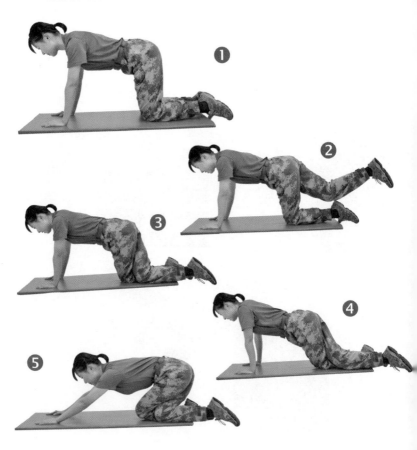

C29 箱子站立躯干旋转

起始姿势： 呈站立姿，将一侧腿抬起，小腿横向放在与髋同高的物体上，双臂伸直举过头顶，掌心相对；躯干略微前倾，将重心压在抬高腿的髋关节上。

动作步骤： 下肢保持不动，双臂伸直的同时随躯干转向抬起腿的一侧，略微停顿，再转向身体的另一侧，然后恢复到起始姿势；完成后换另一侧重复上述动作。

重复次数： 每次重复 6～8 次，根据实际情况设置组数。

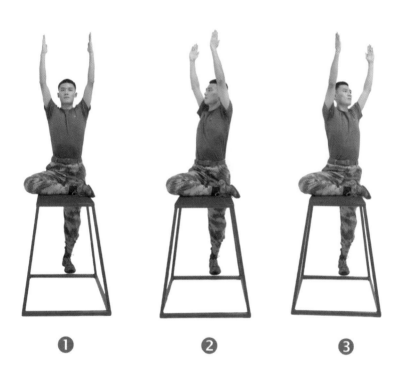

❶ ❷ ❸

C30 坐姿转动挺髋

起始姿势：呈坐姿，屈髋、屈腿呈 90°，双手持哑铃，两臂伸直向前。

动作步骤：膝关节向一侧摆动，然后伸展髋关节，变成双膝跪姿；然后回到起始位置。完成后换另一侧重复上述动作。

重复次数：每侧重复 10～12 次，根据实际情况设置组数。

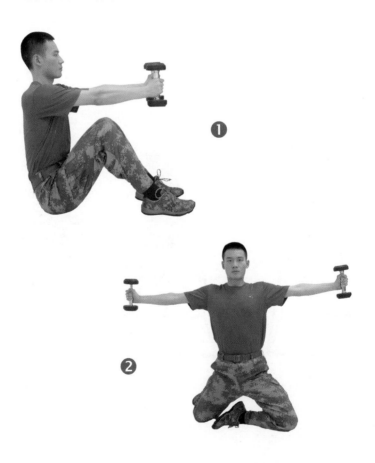

C31 弹力带髋关节后侧牵拉

起始姿势： 呈单膝跪姿，将弹力带一端固定在身体后方，另一端套在后侧大腿处；保持弹力带张力，双手叉腰，躯干正直，将身体重心压在后侧撑地腿膝盖上。

动作步骤： 后侧腿臀部收紧，身体整体向前移动，然后恢复至起始位；完成后换另一侧重复上述动作。

重复次数： 每侧重复10~12次，根据实际情况设置组数。

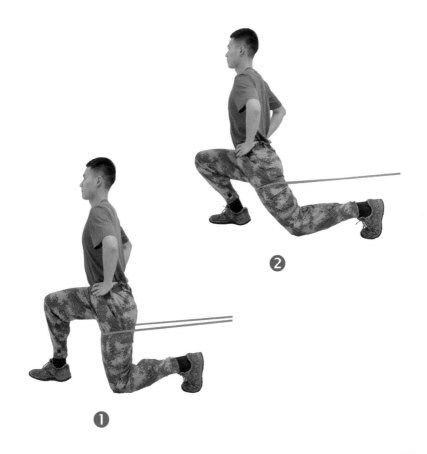

C32 弹力带髋关节侧向牵拉

起始姿势： 呈单膝跪姿，将弹力带一端固定在身体前腿外侧物体上，另一端横向套在前侧大腿上。

动作步骤： 保持弹力带张力，前腿同侧手按住前脚，保持前脚掌不要发生移动，异侧手叉腰；前侧腿膝盖尽量外展到最大幅度，然后恢复起始姿势；完成后换另一侧重复上述动作。

重复次数： 每侧重复10～12次，根据实际情况设置组数。

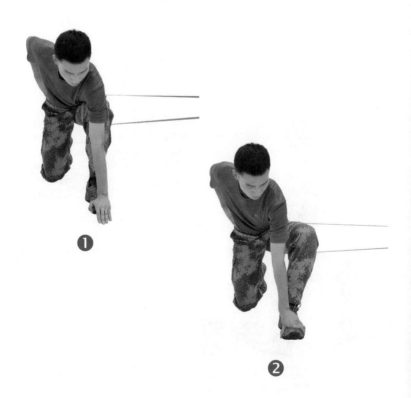

C33 弹力带分腿站姿牵拉

起始姿势： 呈分腿站姿，右脚在前，将弹力带套在右大腿髋部，身体向前移动使其产生拉力；以髋部为轴向前俯身，保持核心收紧、背部平直，双手支撑在地面上，右腿膝关节屈曲。

动作步骤： 保持身体姿势不变，将右腿膝关节伸直，促成髋部向后移动，尽量保持背部平直，将体重压在右腿的脚后跟上，保持姿势2秒后，放松回到起始姿势；完成后换另一侧重复上述动作。

重复次数： 每侧重复10～12次，根据实际情况设置组数。

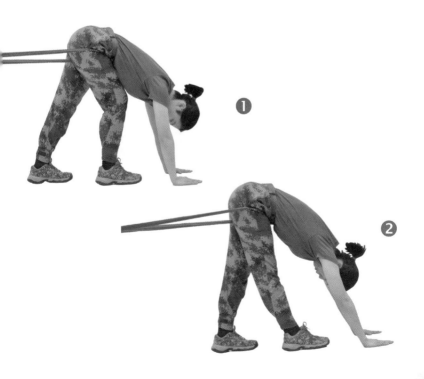

C34 弹力带高位弓步牵拉

起始姿势： 呈站立姿，将右腿放在与膝同高的箱子上；将弹力一端横向带套在右大腿髋部，另一端固定在右大腿外侧物体上。

动作步骤： 右腿屈膝，身体重心前移，用右手抓住右脚踝，左腿保持伸直；然后身体后移右腿伸直，抬起右脚掌，促使髋部向后移动，然后回到起始姿势；完成后换另一侧重复上述动作。

重复次数： 每侧重复10～12次，根据实际情况设置组数。

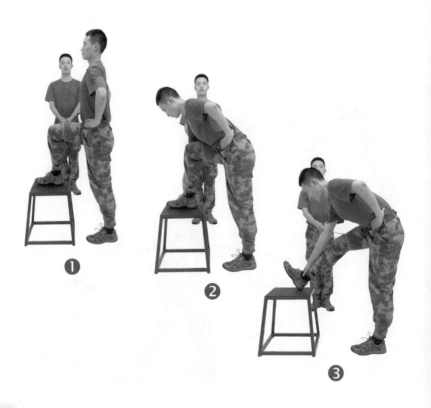

C35 背杆屈髋

起始姿势： 呈站立姿，两脚分开与髋同宽，双手上下将木杆置于背后，后脑、胸椎和骶骨要贴紧木杆；从侧面看，躯干成一条直线。

动作步骤： 躯干前倾同时紧贴木杆，不要发生形变，髋部屈曲并向后移动，膝关节微屈，保持小腿尽量垂直于地面；到最大幅度后，恢复到起始姿势。

重复次数： 每次重复 8 ~ 12 次，根据实际情况设置组数。

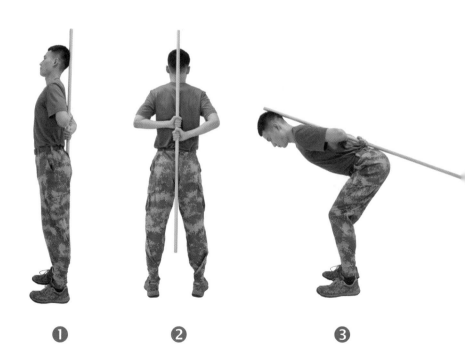

❶ ❷ ❸

C36 巫毒带髋关节加压

起始姿势：呈站立姿。

动作步骤：在一侧髋关节处由远端向近端缠绕巫毒带，要完全包裹住整个髋关节，并且每一圈缠绕与上一圈都有一半的重叠。疼痛部位把巫毒带的张力拉伸到 75% ~ 80%，其他的部位拉伸到 50%；缠绕完毕后，髋关节做各种功能性活动；完成后换另一侧重复上述动作。

重复次数：加压 3 ~ 5 分钟，根据实际情况设置组数。

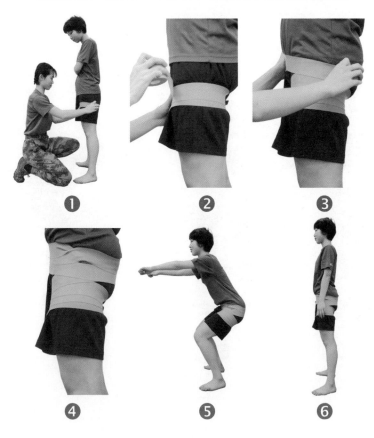

❶ ❷ ❸

❹ ❺ ❻

4. 腰椎关节

C37 坐姿 90 肩部触地

起始姿势：呈坐姿。左膝弯曲呈 90°，左脚放置于右大腿前侧。右膝弯曲呈 90°，置于身体后侧，此时左大腿垂直于右大腿；躯干面朝正前方，双臂伸直支撑于地上。

动作步骤：身体向左旋转，右手远伸放置于地面，左手搭于右手之上，右肩尽量贴紧地面，保持姿势 5 秒后，放松回到起始姿势；执行预定重复次数，换另一侧进行同样练习。

重复次数：每侧重复 6 ~ 8 次，根据实际情况设置组数。

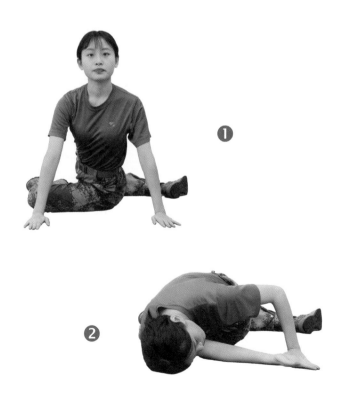

C38 麻花伸展

起始姿势：呈仰卧姿。右腿屈髋、屈膝 90°，右小腿下压泡沫轴；左腿屈膝向后，大腿与躯干保持直线，右手抓握左脚背；左手伸直掌心贴地。

动作步骤：躯干向右旋转正面朝上，头转向右边使躯干与腿呈扭转姿势，尽量保持双肩肩胛触地，练习时右小腿始终压紧泡沫轴；完成后换另一侧重复上述动作。

重复次数：每侧重复 6 ~ 8 次，根据实际情况设置组数。

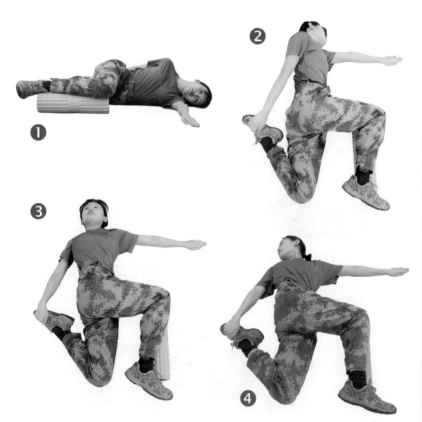

C39 犬式伸展

起始姿势：呈俯撑姿，双手撑地。

动作步骤：髋部向后、向上拱起，躯干保持正直，用力下压，双手和双脚伸直始终抵住地面；然后肘部固定，身体重心向前，髋关节下沉，双手用力压住地面，抬起胸部，膝盖悬空，使身体正面处于完全打开的状态；回到起始姿势，执行预定重复次数。

重复次数：重复 10 ～ 12 次，根据实际情况设置组数。

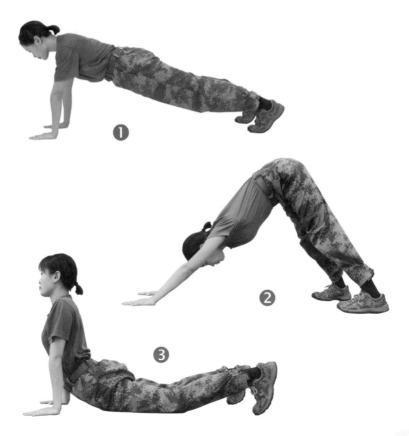

C40 健身球腰椎转动

起始姿势: 呈坐姿,坐在健身球上,双脚着地,双手放在膝关节上或双手叉腰,躯干正直。

动作步骤: 保持姿势不变,前后、左右,顺时针和逆时针转动骨盆。

重复次数: 每个方向重复 6~8 次,根据实际情况设置组数。

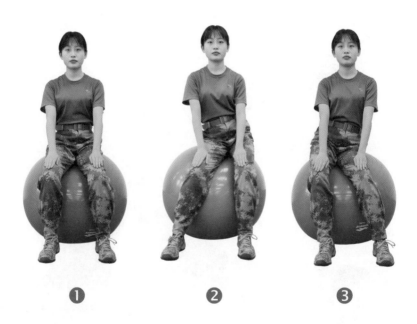

❶　　　　　　❷　　　　　　❸

C41 单腿跪姿木杆转体

起始姿势: 呈单腿跪姿,抬头挺胸,保持躯干正直;从侧面看耳、肩、髋与后侧大腿在同一垂直线上;双手握木杆将其置于颈后斜方肌上。

动作步骤: 保持下肢稳定,不要发生移动,将躯干转向前腿的一侧,然后再转向身体的另一侧。

重复次数: 每侧重复 8 ~ 12 次,根据实际情况设置组数。

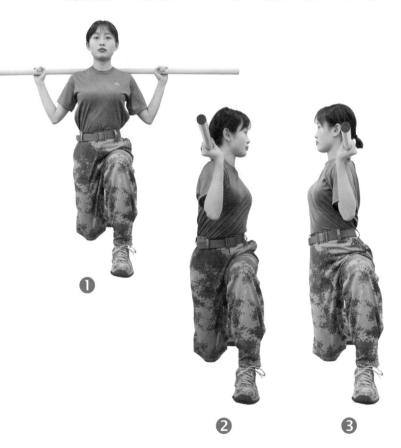

❶　　❷　　❸

C42 巫毒带腰部加压

起始姿势： 呈站立姿。

动作步骤： 在腰部缠绕巫毒带，要完全包裹住整个腰部，并且每一圈缠绕与上一圈都有一半的重叠。在疼痛部位处需把巫毒带的张力拉伸到 75% ~ 80%，其他的部位拉伸到 50%；缠绕完毕后，腰部做功能性活动。

重复次数： 加压 3 ~ 5 分钟，根据实际情况设置组数。

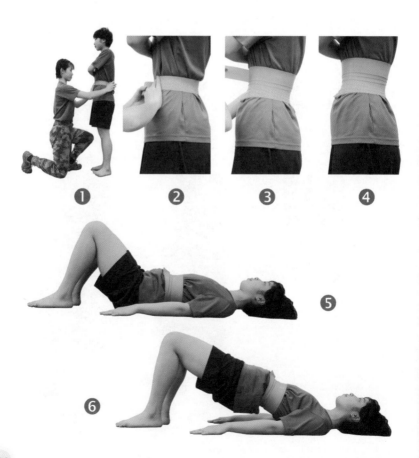

5. 胸椎关节

C43 猫式伸展

起始姿势： 呈四足支撑姿势。

动作步骤： 将双手紧按在地上，向上方抬高背部中段，下巴贴向胸部，保持 2 秒；做反向运动，向地面方向降低胸腔，并缩回肩胛骨；回到起始姿势，执行预定重复次数。

重复次数： 重复 10～12 次，根据实际情况设置组数。

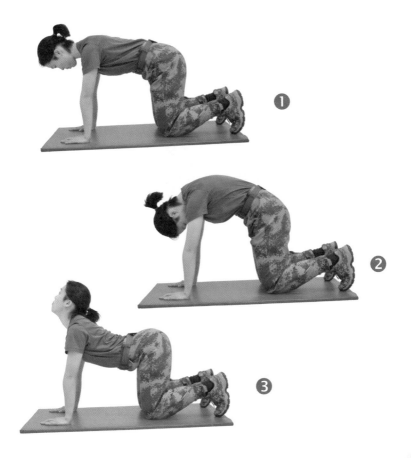

C44 健身球胸椎伸展

起始姿势：呈仰卧姿，背靠在健身球上，双手各持一个小重物屈肘放于胸前。

动作步骤：伸髋伸膝，双肩和双臂下压，让身体在健身球上完全伸展。沿着健身球的曲线充分拉长背部，让手上重物尽量将你的手臂向下压，肘关节伸直；回到起始姿势，执行预定重复次数。

重复次数：重复 12 ~ 16 次，根据实际情况设置组数。

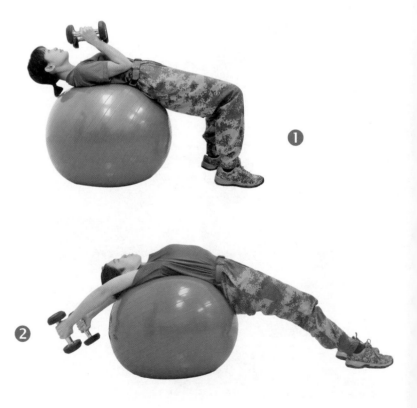

C45 四足撑胸椎旋转

起始姿势： 呈四足支撑姿势，重心向后，臀部坐于小腿上，右臂伸直撑地，左手放于头后。

动作步骤： 胸椎向右旋转，左肘尽可能靠近右腕方向；再向左旋转，打开胸腔，肘部指向天花板，头看左肘；执行预定重复次数，换另一侧进行同样练习。

重复次数： 每侧重复 6 ~ 10 次，根据实际情况设置组数。

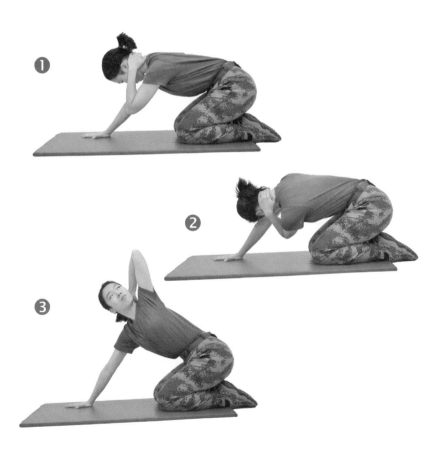

C46 跪姿肩触地胸椎旋转

起始姿势：呈四足支撑姿势，重心向后，臀部坐于小腿上。

动作步骤：左臂贴着地面向身体右侧远处伸展，左肩触地；将右臂向身体右侧展开，手臂伸直并指向天花板；回到起始姿势，执行预定重复次数，换另一侧进行同样练习。

重复次数：每侧重复 6 ~ 10 次，根据实际情况设置组数。

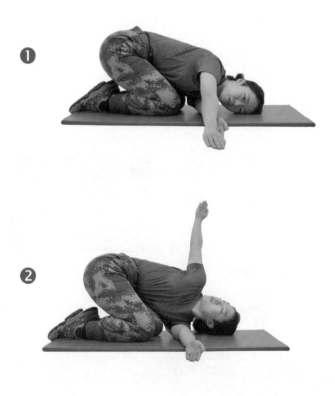

❶

❷

C47 坐姿 90 单臂伸展

起始姿势： 呈前后分腿坐姿。左膝弯曲呈 90°，左脚放置于右大腿前侧；右膝弯曲呈 90°，置于身体后侧，此时左大腿垂直于右大腿。

动作步骤： 俯身向下，使躯干与左大腿垂直；左臂屈肘紧贴地面，右手尽可能向头顶远方伸展，保持姿势 5 秒后，放松回到起始姿势；执行预定重复次数，换另一侧进行同样练习。

重复次数： 每侧重复 6 ~ 8 次，根据实际情况设置组数。

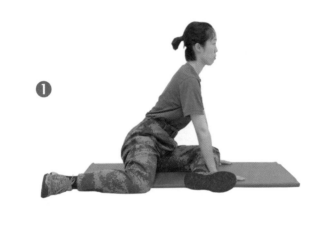

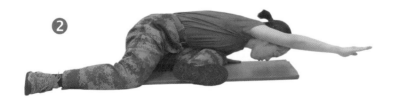

C48 侧卧旋转

起始姿势： 呈右侧卧姿。左腿屈髋屈膝，左膝与左髋略大于 90°，左膝下压泡沫轴，保持下肢稳定；将右腿置于左脚踝外侧上方，使身体锁定在旋转体位；右臂水平伸直，与躯干呈 90°，左臂曲肘，将左手放在胸腹处。

动作步骤： 下肢保持稳定，不要发生移动；躯干转向左侧的同时，将左手向外打开，右臂抬起两侧肩胛骨贴地尽量向天花板的方向延长，保持 3 秒，然后恢复到起始位置；换另一侧进行同样练习。

重复次数： 每侧重复 6 ~ 10 次，根据实际情况设置组数。

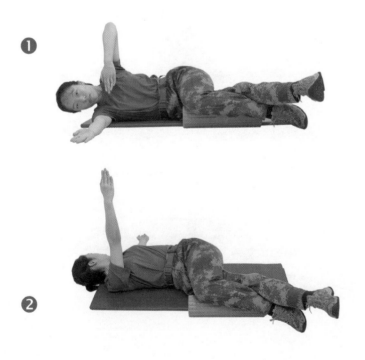

C49 胸腔翻书

起始姿势：呈右侧卧姿。左腿屈髋屈膝，左小腿下压泡沫轴，右臂屈肘枕于头下；左手伸到胸腔下侧抓住肋骨。

动作步骤：尽可能固定下肢不动，保持双臂姿势，慢慢向左旋转躯干，头转向左侧，保持 2 ~ 3 次呼吸的时间长度；执行预定重复次数，换另一侧进行同样练习。

重复次数：每侧重复 6 ~ 10 次，根据实际情况设置组数。

❶

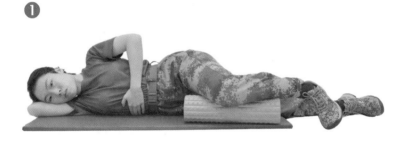

❷

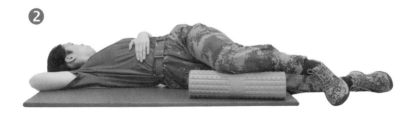

C50 巫毒带胸部加压

起始姿势：呈站立姿。

动作步骤：在胸部缠绕巫毒带，要完全包裹住整个胸部，并且每一圈缠绕与上一圈都有一半的重叠。疼痛部位把巫毒带的张力拉伸到 75%～80%，其他的部位拉伸到 50%；缠绕完毕后，胸部做功能性活动。

重复次数：加压 3～5 分钟，根据实际情况设置组数。

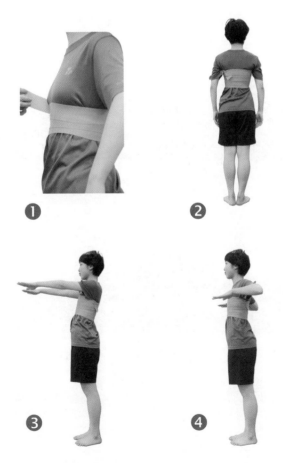

❶　❷　❸　❹

6. 肩关节（盂肱关节）

C51 靠墙天使

起始姿势： 呈盘腿坐姿，使后脑、肩胛骨和骶骨紧贴墙壁，双臂屈肘外展，手背跟肘部尽量紧贴墙壁，保持前臂垂直于地面。

动作步骤： 手背与肘部尽量紧贴墙壁的同时，将双臂上下移动到最大幅度。

重复次数： 每次重复 8 ~ 12 次，根据实际情况设置组数。

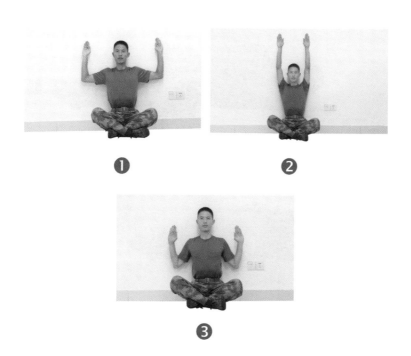

❶　　　　　　❷

❸

C52 肩部旋转

起始姿势： 呈右侧卧姿，右臂屈肘枕于头下，左腿屈膝、屈髋约 90°，左膝下可以放置一个物体，对其稳定施压，保持下肢稳定；将右膝置于左侧脚踝上方，使身体锁定在旋转体位；左肘弯曲，并将左手掌心朝向地面，放置在下背处。

动作步骤： 下肢保持稳定，不要发生移动；左臂向上伸展，当手臂与躯干呈直角时，将左手掌心朝上，并继续向上伸展，直到达到头顶上方；然后反方向进行换；另一侧进行同样练习。

重复次数： 每侧重复 6～10 次，根据实际情况设置组数。

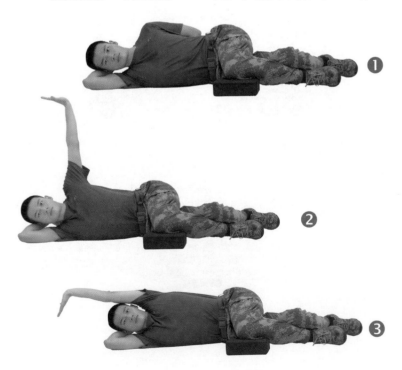

C53 跪姿肩部下压

起始姿势： 呈双膝跪姿，双手抓握木杆，将双肘置于身体前方的固定物上；尽量使肘部并拢，双手分别向木杆两端移动，直到肩关节下压至最大幅度。

动作步骤： 肘部保持不动，通过躯干向后向下移动，身体重心降低来对木杆施加张力，同时主动收缩肱二头肌，使大臂肩背尽可能下压至一条直线上；最大幅度后保持 3 秒，恢复到起始姿势。

重复次数： 每次重复 8 ~ 12 次，根据实际情况设置组数。

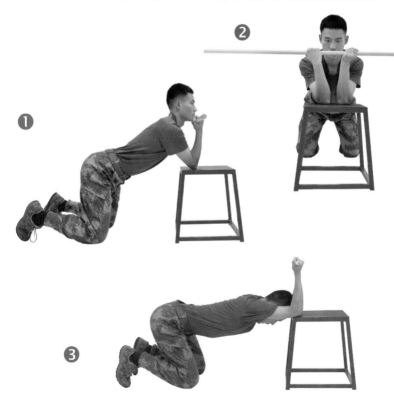

C54 木杆肩部环绕

起始姿势： 呈站立姿，双手抓握木杆略比肩宽，木杆置于身体前侧的腹部。

动作步骤： 木杆从头顶绕到身体后侧，然后反方向进行；换另一侧进行同样练习。

重复次数： 重复 8 ~ 12 次，根据实际情况设置组数。

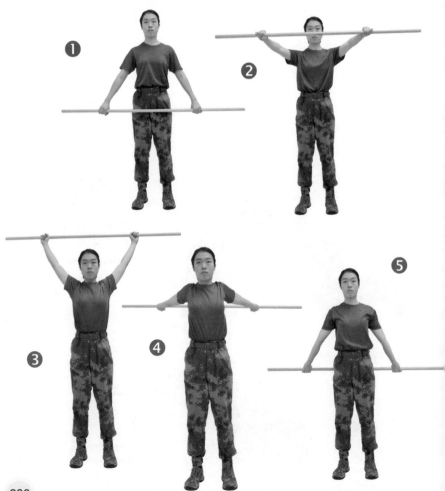

C55 壶铃直臂转体

起始姿势： 呈仰卧姿，左臂伸过头顶，右手将壶铃垂直举起；左腿伸直，右腿屈髋屈膝，右脚踩在地面上。

动作步骤： 身体向左侧横向转动，右腿跨过左腿；双腿伸直直到身体成俯卧姿势，髋关节要压向地面，右臂持壶铃尽可能保持朝上，然后恢复至起始姿势；换另一侧进行同样练习。

重复次数： 重复 6 ~ 8 次，根据实际情况设置组数。

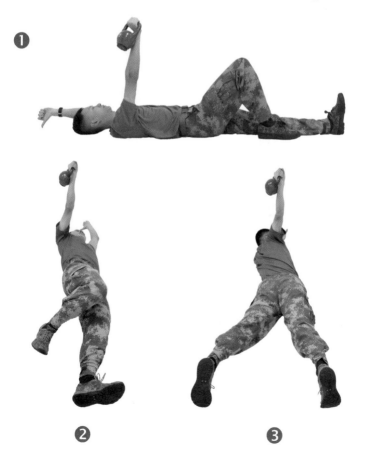

C56 弹力带站姿肩部牵拉

起始姿势： 呈前后分腿站姿，将弹力带套在前侧腿的肩部前侧位置，并将手臂置于下背部，用另一侧的手抓住这只手的手腕。

动作步骤： 屈曲右腿，前倾身体使弹力带产生张力，感觉弹力带将肱骨拉回关节窝后侧，同时将头部向侧面倾斜；换另一侧进行同样练习。

重复次数： 每侧保持30～40秒，根据实际情况设置组数。

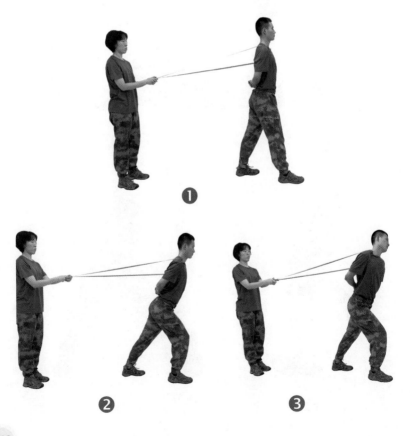

C57 弹力带仰卧肩部牵拉

起始姿势： 呈仰卧姿，右手放于体侧，掌心向上；左手握壶铃垂直上举；在左上臂靠近肩关节位置横向套一根弹力带。

动作步骤： 保持弹力带的拉力，屈曲双腿抬起臀部呈桥式；左臂垂直向上并尽量向关节窝内移动；保持姿势，左臂缓慢做内旋和外旋；执行预定重复次数，换另一侧进行同样练习。

重复次数： 每侧重复12～16次，根据实际情况设置组数。

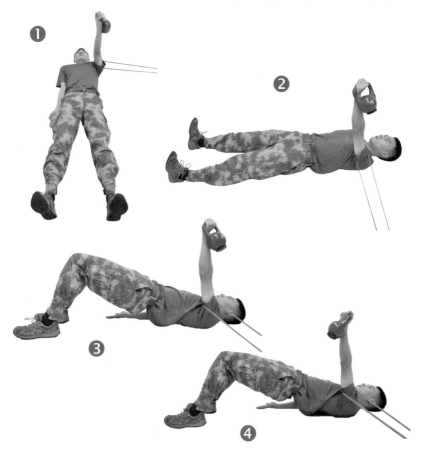

C58 展臂背墙转体

起始姿势：呈站立姿，脚跟距离墙壁5cm，双臂侧平举成一条直线。

动作步骤：双脚保持不动，躯干正直，双臂逆时针旋转，将身体向左后旋转。使胸部尽量面向墙壁，双臂贴墙向身体外侧伸够；然后回到起始姿势，换另一侧进行同样练习。

重复次数：每侧重复10～12次，根据实际情况设置组数。

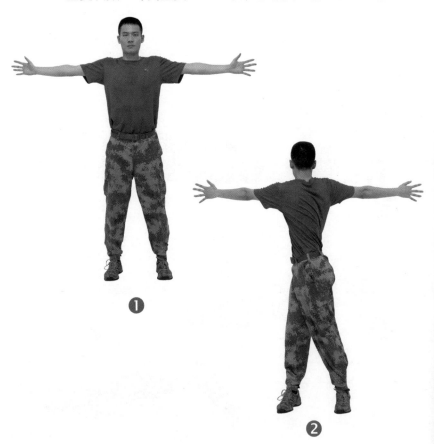

C59 巫毒带肩部加压

起始姿势： 呈站立姿。

动作步骤： 在肩部缠绕巫毒带，要完全包裹住整个肩部，并且每一圈缠绕与上一圈都有一半的重叠。疼痛部位把巫毒带的张力拉伸到 75% ~ 80%，其他的部位拉伸到 50%；缠绕完毕后，肩部做功能性活动。

重复次数： 加压 3 ~ 5 分钟，根据实际情况设置组数。

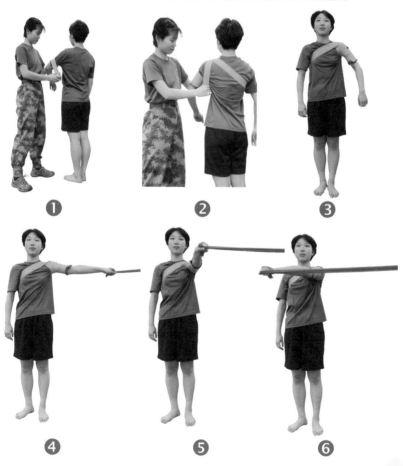

❶　　　　　　　❷　　　　　　　❸

❹　　　　　　　❺　　　　　　　❻

强化阶段的动作练习

1. 下肢强化

D1 垂直并腿弹跳

起始姿势： 呈站立姿，双臂置于身体两侧，肘关节屈曲90°。

动作步骤： 身体向上跳起，双腿不要弯曲，落地时利用前脚掌的蹬力将身体快速弹起，手臂随跳跃节奏自然摆动；执行预定规定次数。

重复次数： 重复 20 ~ 25 次，根据实际情况设置组数。

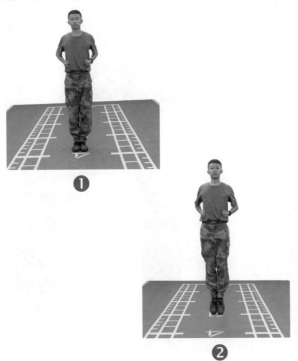

D2 弹力带坐姿踝背屈

起始姿势： 呈坐姿，用一侧脚背勾住固定在前方的弹力带，脚踝置于泡沫轴上；另一侧腿屈髋屈膝，脚踩实地面；双手放置于身体后侧，维持稳定。

动作步骤： 让弹力带产生一定的拉力，踝关节在矢状面做背屈，脚尖尽量靠近身体。

重复次数： 每侧重复12~16次，根据实际情况设置组数。

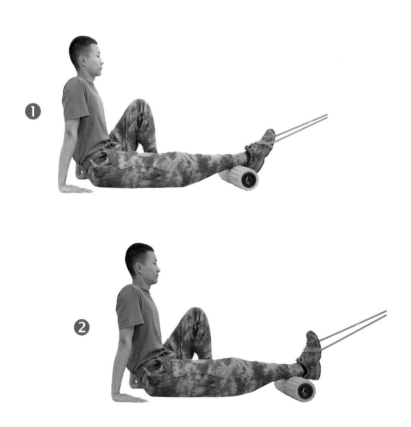

D3 杠铃站姿摇摆踝背屈

起始姿势：呈开立姿，将杠铃放置于肩后。

动作步骤：慢慢从脚跟向脚尖滚动至提踵；然后再慢慢从脚尖向脚跟滚动至踝背屈。

重复次数：重复 12 ~ 16 次，根据实际情况设置组数。

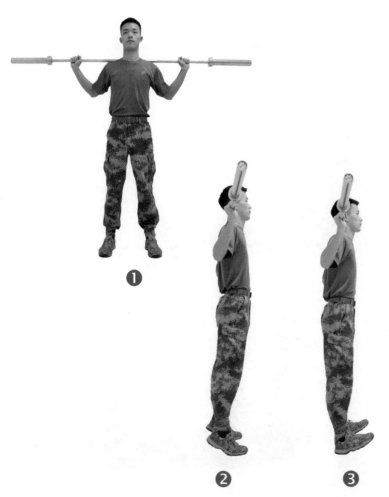

❶　　　❷　　　❸

D4 负重足部滚动

起始姿势：呈站立姿，双手各持一个重物。

动作步骤：向前行走，每一步都是脚跟到脚尖在地面完全滚动，最后脚尖点地，然后再迈出下一步；执行预定规定次数。

重复次数：每侧脚重复 8 ~ 10 次，根据实际情况设置组数。

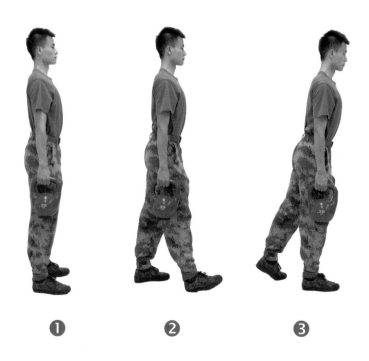

❶   ❷   ❸

D5 软榻单腿站立多方面触地

起始姿势： 呈单腿站立姿，一侧脚要抬离地面，抬头挺胸，双手掐腰，躯干保持正直，双眼目视前方，侧面看耳、肩、髋在一条垂线上；保持身体稳定，不要晃动。

动作步骤： 承重腿保持稳定，用另一侧腿的脚尖向身体的前方、侧方和后方，尽量远的伸触地面；过程中保持身体的稳定，不要发生晃动，承重脚不要发生移动。

重复次数： 每侧重复12～16次，根据实际情况设置组数。

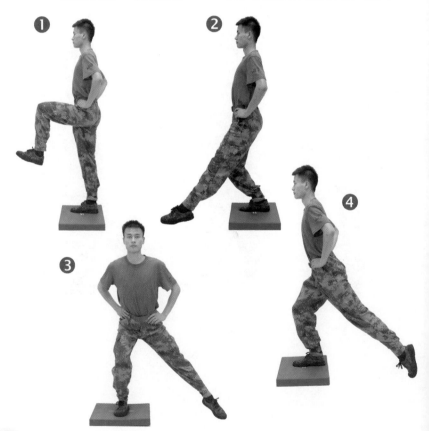

D6 单腿站立抛接球

起始姿势： 呈单腿站立姿，一侧脚要抬离地面，抬头挺胸，双手置于胸前，躯干保持正直，双眼目视前方，侧面看耳、肩、髋在一条垂线上，保持身体稳定，不要晃动。

动作步骤： 训练者与同伴保持 3 ~ 5m 的距离，同伴将球推或抛给训练者，训练者接到球后迅速把球推或抛回给同伴；训练者在推抛球的过程中保持身体的稳定，脚不要发生移动；可根据自身情况设置球的重量，执行预定重复次数，换另一侧进行同样练习。

重复次数： 每边抛接 8 ~ 12 次，根据实际情况设置组数。

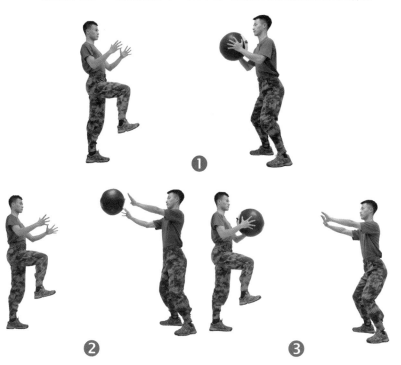

D7 仰卧单腿挺身

起始姿势: 呈仰卧姿,将一侧腿抬起,大腿与躯干呈90°,小腿与大腿呈90°;另一侧腿置于高20～30cm的物体上;双手放在身体两侧,掌心贴地。

动作步骤: 核心发力,将背部、臀部和大腿抬离地面,身体从侧面看呈一条直线,保持20～30秒,然后放松,恢复成起始姿势。

重复次数: 每次滚动30～40秒,根据实际情况设置组数。

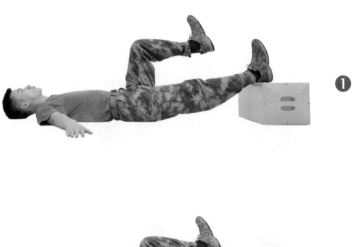

①

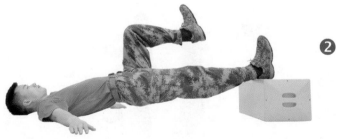

②

D8 开放式蚌式开合

起始姿势： 呈侧卧姿，躯干保持中立位，右臂屈肘枕于头下，左手叉腰卡住左侧髋关节；双腿重叠放置，髋关节屈曲45°，膝关节屈曲至90°；将迷你带套在膝关节上方。

动作步骤： 左腿向上转动但足跟保持与右脚跟接触，对抗阻力做髋外展外旋，抬得越高越好，但不要改变骨盆位置；外展到最大幅度后，在该位置保持2秒，然后慢慢恢复成起始姿势；执行预定重复次数，换另一侧进行同样练习。

重复次数： 每侧重复12~16次，根据实际情况设置组数。

❶

❷

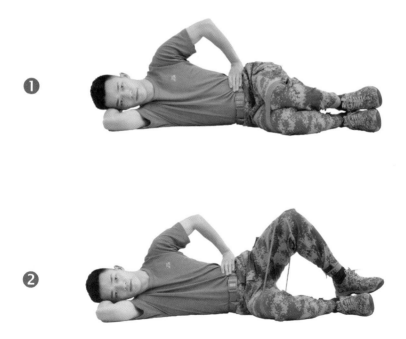

D9 反蚌式开合

起始姿势： 呈侧卧姿，躯干保持中立位，右臂屈肘枕于头下，左手叉腰卡住左侧髋关节；双腿重叠放置，髋关节屈曲 45°，膝关节屈曲至 90°；在双膝之间放置一个物体。

动作步骤： 通过旋转髋关节将左脚朝向天花板抬起，抬得越高越好，但不要改变骨盆位置；抬到最大幅度后，在该位置保持 2 秒，然后慢慢恢复成起始姿势；执行预定重复次数，换另一侧进行同样练习。

重复次数： 每侧重复 12 ~ 16 次，根据实际情况设置组数。

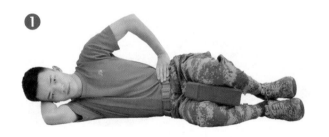

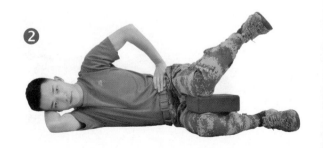

D10 闭合式蚌式开合

起始姿势：呈右侧卧姿，躯干保持中立位，右臂屈肘枕于头下，左手叉腰卡住左侧髋关节；髋关节屈曲45°，膝关节屈曲至90°，左腿移到右腿后面并在其下放置支撑物。

动作步骤：右腿膝关节向下推地，脚和小腿从地上旋转抬起，膝关节必须对地面保持一定压力，在该位置保持2秒，然后慢慢恢复成起始姿势；执行预定重复次数，换另一侧进行同样练习。

重复次数：每侧重复12~16次，根据实际情况设置组数。

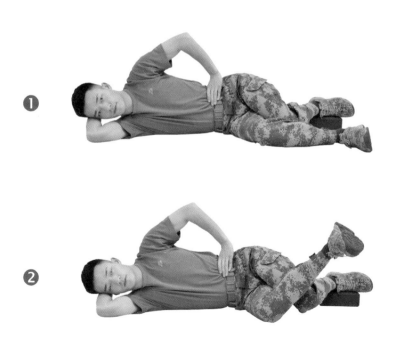

D11 弹力圈双腿臀桥

起始姿势: 呈仰卧姿,双腿与髋同宽,髋关节和膝关节屈曲,脚跟尽量靠近臀部,将弹力圈套在膝盖上方,保持张力。

动作步骤: 将臀部从地面抬起,缓慢地将脊柱分节段式的抬离地面,直到从肩关节至膝关节形成一条直线,保持弹力圈张力;回到起始姿势,执行预定重复次数。

重复次数: 重复 10 ~ 12 次,根据实际情况设置组数。

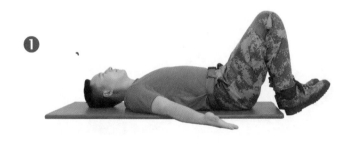

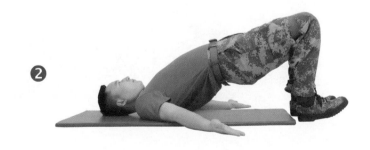

D12 单腿臀桥

起始姿势： 呈仰卧姿，双腿与髋同宽，髋关节和膝关节屈曲，脚跟尽量靠近臀部。

动作步骤： 右腿抬离地面，左腿发力将臀部从地面抬起，缓慢地将脊柱分节段式的抬离地面，直到从肩关节至膝关节形成一条直线；然后脊柱分节段放回地面，同时伸直右腿，大腿保持悬空状态；执行预定重复次数，换另一侧进行同样练习。

重复次数： 每次重复10～12次，根据实际情况设置组数。

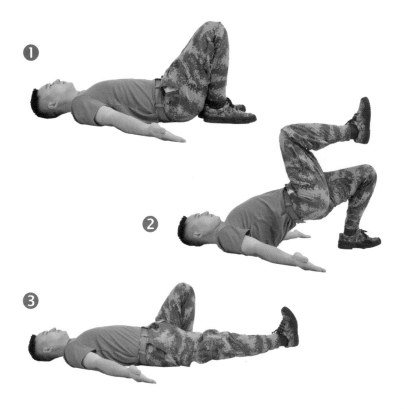

D13 仰卧直腿下放

起始姿势： 呈仰卧姿，背部着地平躺，双腿伸直尽可能与躯干呈直角，勾脚尖；双臂伸直上举，掌心相对。

动作步骤： 一条腿保持不动，另一侧腿有控制的缓缓下降，下降到离地面 15cm 处，再缓缓抬起，恢复到起始姿势；一侧腿下降时，保持另一侧腿不要发生移动，保持脊柱和腿部尽可能地延长；执行预定重复次数，换另一侧进行同样练习。

重复次数： 每侧重复 6~10 次，根据实际情况设置组数。

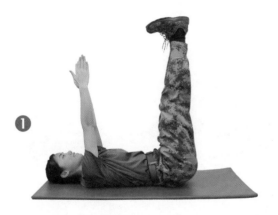

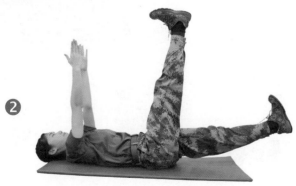

D14 健身球仰卧腿弯举

起始姿势： 呈仰卧姿，双腿伸直，双脚放在健身球上，上背部着地，双脚用力将臀部抬离地面，使肩、髋、膝、踝成一条直线；两臂放于体侧，掌心向上。

动作步骤： 大腿后侧发力，使大腿与小腿呈 90°；回到起始姿势，执行预定重复次数。

重复次数： 每次重复 10～12 次，根据实际情况设置组数。

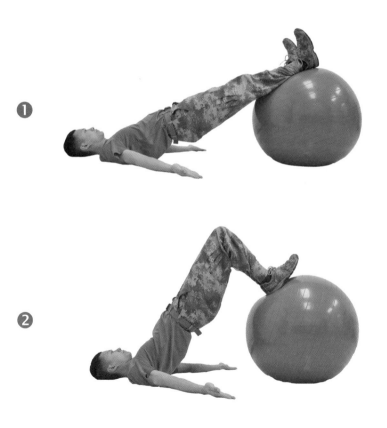

D15 弹力圈靠墙膝外展

起始姿势： 呈站立姿，腹肌收紧，背部靠在墙壁上，弹力圈置于膝关节上方，两脚距离与肩同宽，双膝微屈。

动作步骤： 双手辅助髋部，保持身体稳定，屈髋屈膝半蹲，然后双膝尽量向外旋转；慢慢恢复成起始姿势；执行预定重复次数，换另一侧进行同样练习。

重复次数： 重复 12 ~ 16 次，根据实际情况设置组数。

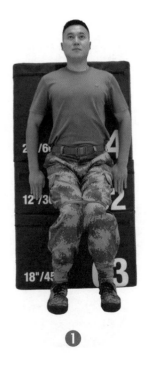

❶

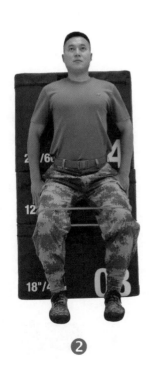

❷

D16 弹力圈横向移动

起始姿势：呈准备姿势，弹力圈置于膝关节上方，两脚之间的距离与髋同宽，双臂屈肘做自然摆臂姿势，背部挺直，腹肌收紧。

动作步骤：左脚向身体左侧蹬出，右腿马上回到起始姿势的距离，保持弹力圈处于拉紧状态，手臂自然摆动，保持腰部平直；执行预定重复次数，换另一侧进行同样练习。

重复次数：每次重复10～12次，根据实际情况设置组数。

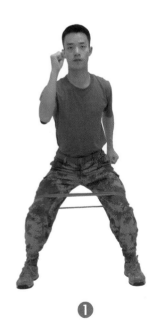
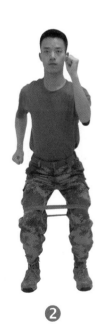

❶　　　　　　　　❷

D17 弹力圈分腿移动

起始姿势：呈站立姿，双腿前后分开距离一个脚长，右腿在前；弹力圈置于膝关节上方，双臂微屈，背部挺直，腹肌收紧。

动作步骤：重心压到右腿上，左脚向身体左侧蹬出，右腿马上回到起始姿势的距离，保持弹力圈处于拉紧状态，手臂自然摆动，保持腰部平直；执行预定重复次数，换另一侧进行同样练习。

重复次数：每次重复10～12次，根据实际情况设置组数。

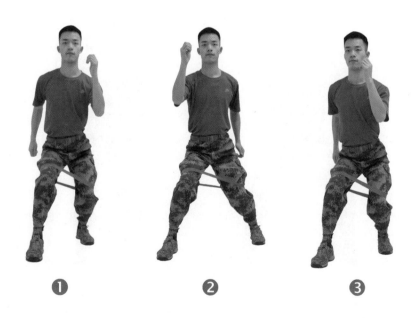

❶　　　　　　❷　　　　　　❸

D18 弹力带下肢横向牵拉

起始姿势： 呈分腿站立姿，双手扶住身体前侧的木杆，在前侧腿的膝关节上方横向套上一根弹力带，方向根据纠正需求设置。

动作步骤： 保持弹力带的拉力，身体前倾尽量使后侧大腿与躯干呈水平，髋关节不翻转，前侧腿保持髋、膝、踝在一条直线上；执行预定次数，换另一侧进行同样练习。

重复次数： 每侧重复10～12次，根据实际情况设置组数。

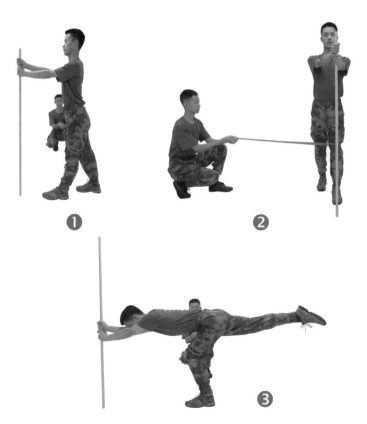

D19 半圆平衡球单膝稳定

起始姿势： 呈双膝跪姿，跪在半圆平衡球上，双手叉腰，躯干保持正直。

动作步骤： 闭上双眼，抬起一侧膝盖，努力保持身体平衡；执行预定时间，换另一侧进行同样练习。

重复次数： 保持姿势30~60秒，根据实际情况设置组数。

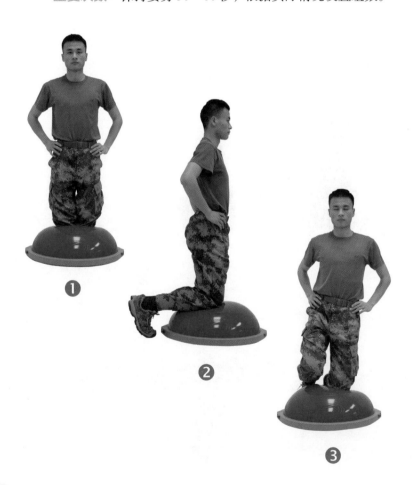

D20 跪姿前倒

起始姿势：呈双膝跪姿，躯干保持正直，双手放于身体两侧，小腿被同伴固定住。

动作步骤：臀肌和腹肌发力，保持骨盆完全伸展，让身体缓慢向前倒，躯干着地后成俯卧撑姿势；然后恢复成起始姿势，执行预定重复次数。

重复次数：每次重复10～12次，根据实际情况设置组数。

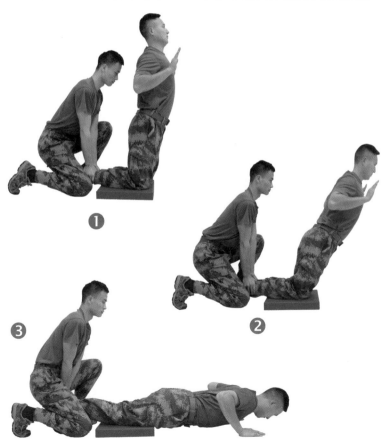

D21 反向伸髋

起始姿势： 呈俯卧姿势，趴在箱子上，双手抓握固定身体，双腿落在箱子下方，大腿前侧抵住箱子，小腿与大腿呈 90°。

动作步骤： 收紧臀肌和腹肌，将脚跟向后蹬，伸直双腿，从侧面看身体成一条直线；然后慢慢恢复成起始姿势，执行预定重复次数。

重复次数： 每次重复 10 ~ 12 次，根据实际情况设置组数。

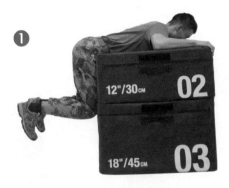

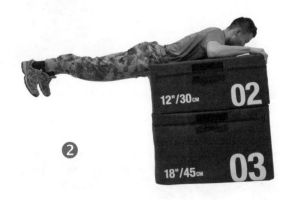

2. 躯干强化

D22 死虫式

起始姿势：呈仰卧姿，将双臂抬起至肩膀前方伸直，抬起双腿离开地面，髋关节和膝盖分别弯曲呈 90°，勾脚尖朝上，保持腹部核心收紧。

动作步骤：腹部核心肌群收紧。

重复次数：保持姿势 1 分钟或以上。

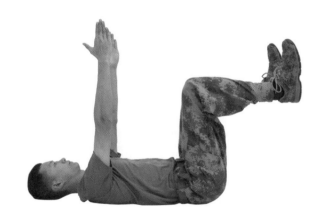

D23 死虫式对侧手脚伸展

起始姿势：呈死虫式姿势，双手呈大拇哥状。

动作步骤：慢慢伸直左腿，大腿后侧不触碰地面（悬空）；同时右臂缓慢从头顶上方放下，大拇指触地，练习时尽可能向两头伸展手脚；恢复起始姿势，执行预定重复次数，换另一侧进行同样练习。

重复次数：每次重复10~12次，根据实际情况设置组数。

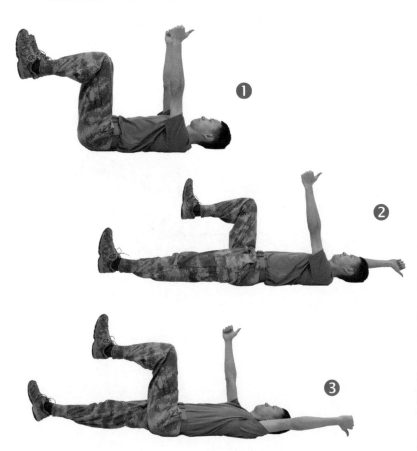

D24 仰卧直臂对侧手膝对抗

起始姿势：呈仰卧姿。

动作步骤：一只手臂伸过头顶，另一只手用力去推对侧的膝关节，同时膝关节也向前用力挤压手掌，保持静力收缩；另一条腿抬离地面并伸直，收紧腹部，腰部保持伸展；执行预定时间，换另一侧进行同样练习。

重复次数：每次保持30～60秒，根据实际情况设置组数。

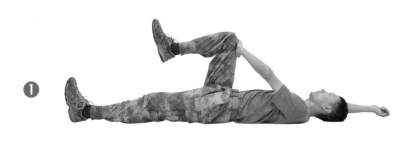

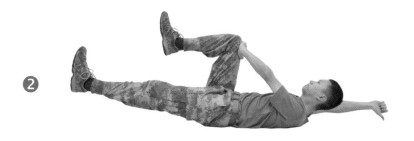

D25 死虫式弹力带抗旋

起始姿势：呈仰卧死虫式。将双臂抬起至肩膀前方伸直，双手抓握侧方向的弹力带，保持弹力带的张力；抬起双腿离开地面，髋关节和膝盖分别弯曲呈90°，保持腹部核心收紧。

动作步骤：练习者在侧向持续施加拉力的状态下保持姿势不变。

重复次数：每次保持40～60秒，根据实际情况设置组数。

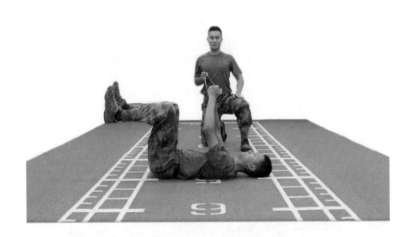

D26 健身球四足直臂抬起

起始姿势： 呈四足支撑姿势，手在肩的正下方，膝在髋的正下方，核心收紧，后背保持平直；在臀部和墙壁之间放一个健身球。

动作步骤： 腹部收紧，膝关节抬离地面，小腿与地面平行，躯干正直，身体尽量用力挤压健身球；保持躯干稳定，同时抬起一侧的手；完成后换另一侧重复上述动作。

重复次数： 每次重复 8 ~ 12 次，根据实际情况设置组数。

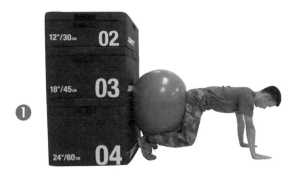

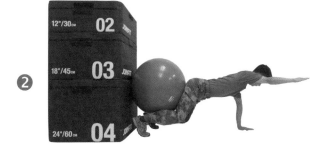

D27 抗阻四足对侧抬起

起始姿势： 呈四足支撑姿势，手在肩的正下方，膝在髋的正下方，核心收紧，后背保持平直。

动作步骤： 同伴站在身体后方，对训练者身体施加适量向前的推力；训练者对抗推力保持躯干稳定，同时抬起一侧的手和对侧的脚，处于伸直状态；完成后换另一侧重复上述动作。

重复次数： 每次重复 8 ~ 12 次，根据实际情况设置组数。

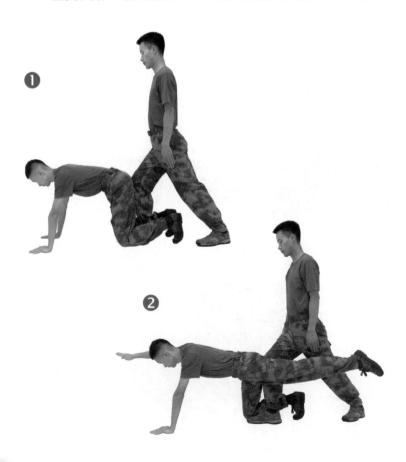

D28 肘部变化式平板支撑

起始姿势： 呈俯卧双手撑姿势。

动作步骤： 将身体重量转移到右侧肘部，然后转换到左侧肘部；伸直右侧手臂，然后伸直左侧手臂；恢复起始姿势，执行预定重复次数。

重复次数： 每侧重复10~12次，根据实际情况设置组数。

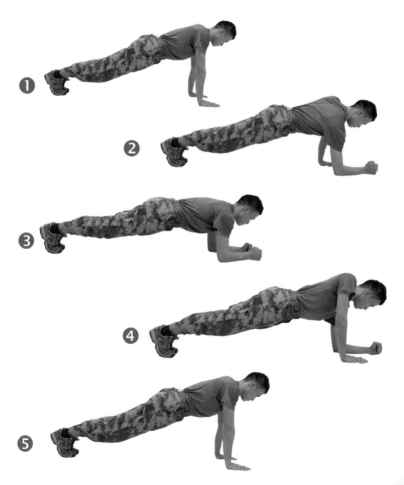

D29 弹力带平板支撑拉臂

起始姿势： 呈平板支撑姿势，一只手伸过头顶抓握前方固定好的弹力带。

动作步骤： 保持躯干稳定，将弹力带沿身体尽量向脚部方向拉；执行预定次数，换另一侧进行同样练习。

重复次数： 每侧重复10~12次，根据实际情况设置组数。

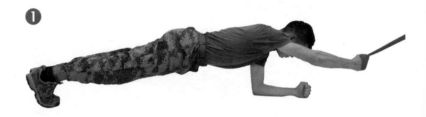

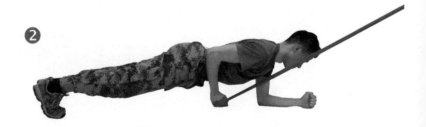

D30 健身球俯卧推起

起始姿势： 呈俯卧姿，将双手放置在健身球上。

动作步骤： 腹部收紧，将双手换成双肘支撑身体，之后反复交替进行。

重复次数： 重复 12 ~ 16 次，根据实际情况设置组数。

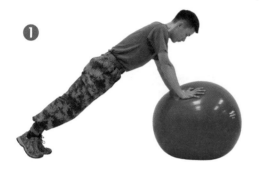

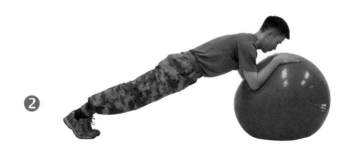

D31 健身球俯卧转体

起始姿势: 呈俯卧姿,髋部和大腿放置在健身球上,同伴固定好双腿;躯干保持正直,双手在胸前持一重物。

动作步骤: 保持身体成一条直线,抬头挺胸;将躯干向一侧旋转到最大幅度,略停顿,然后旋转躯干到另一侧。

重复次数: 每次重复12~16次,根据实际情况设置组数。

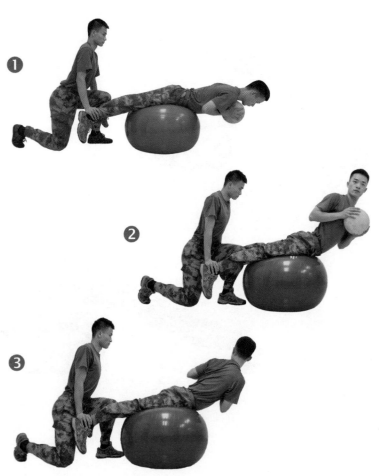

D32 健身球直腿上抬

起始姿势： 呈仰卧姿，臀部和腰部放置在健身球上，同伴固定好双臂；躯干保持正直，双腿伸直。

动作步骤： 保持身体稳定，腹部尽量收紧，将双腿向上抬起至与地面垂直；缓慢而稳定地伸展髋关节，恢复到起始姿势。

重复次数： 每次重复12～16次，根据实际情况设置组数。

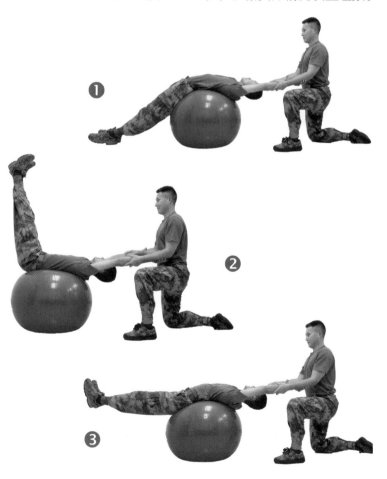

D33 仰卧躯干旋转

起始姿势： 呈仰卧姿，手臂向两侧打开掌心朝上，肩部回缩，腹部收紧；髋部与双膝屈曲至90°，在两膝之间夹一个软物体。

动作步骤： 肩部回缩并放平，颈部放松，保持下背部与地面间的接触；躯干保持放松的状态下，髋关节屈曲角度略微大于90°的同时将双膝旋向一侧，然后再转向另一侧。

重复次数： 每侧重复 8 ~ 12 次，根据实际情况设置组数。

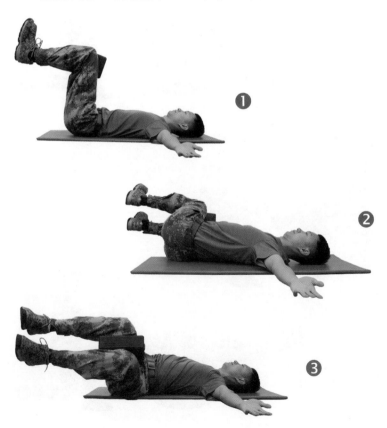

D34 单腿跪姿高位下劈

起始姿势：侧向弹力带呈前后单膝跪姿；左腿在前，双手握弹力带置于头顶左上方，距离略宽于肩，双臂伸直。

动作步骤：双手沿着身体转动的趋势向斜下方快速下拉弹力带，胸椎产生旋转，腰椎和下肢保持稳定；恢复起始姿势，执行预定重复次数，换另一侧进行同样练习。

重复次数：每次重复 8 ~ 12 次，根据实际情况设置组数。

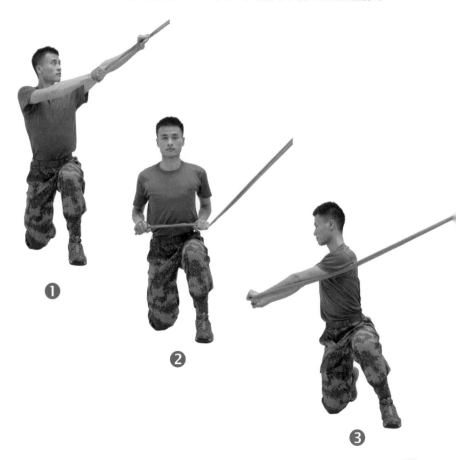

❶　❷　❸

D35 站姿分腿弹力带上提

起始姿势： 呈右腿在前的分腿站立姿；臀部与系在固定点的弹力带保持垂直；左手握在弹力带尾部，右手抓握弹力带前端。

动作步骤： 核心收紧，躯干向右旋转，同时双手抓握弹力带由左下向右上方提拉至极限位置，保持绳子笔直；恢复起始姿势，执行预定重复次数，换另一侧进行同样练习。

重复次数： 每次重复 8～12 次，根据实际情况设置组数。

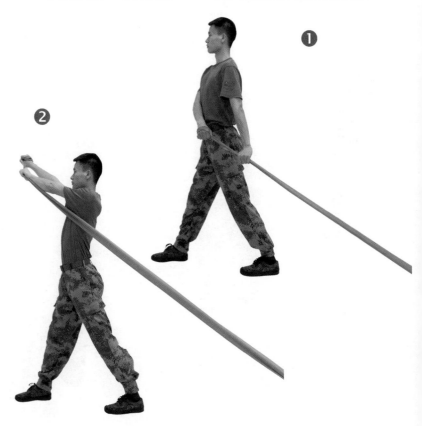

D36 站立下压弹力带主动抬腿

起始姿势： 呈站立姿，抬头挺胸，躯干保持正直，双眼目视前方，双手抓住前方的弹力带，置于胸部前方。

动作步骤： 双臂伸直将弹力带竖直拉向身体两侧，核心发力，保持躯干不要发生形变；然后在保持双臂持续用力的情况下，将一侧腿伸直尽量抬高，抬腿过程中保身体正直稳定。

重复次数： 每侧重复 6 ~ 10 次，根据实际情况设置组数。

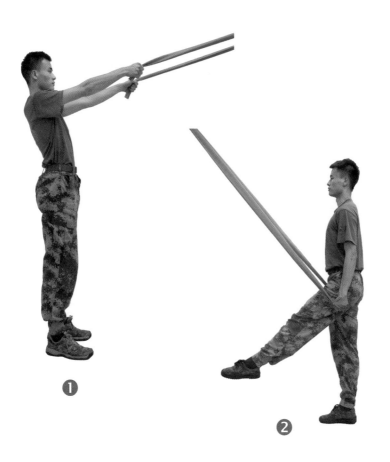

D37 健身球俯卧摆腿

起始姿势: 呈俯卧撑姿势,将大腿放置于健身球上。

动作步骤: 双手支撑身体,髋关节向左侧旋转,右腿弯曲,尽量向左侧摆动;让摆动腿保持悬空,并尽量向远处延伸;然后恢复起始姿势,换左腿进行同样练习。

重复次数: 每侧重复 8 ~ 10 次,根据实际情况设置组数。

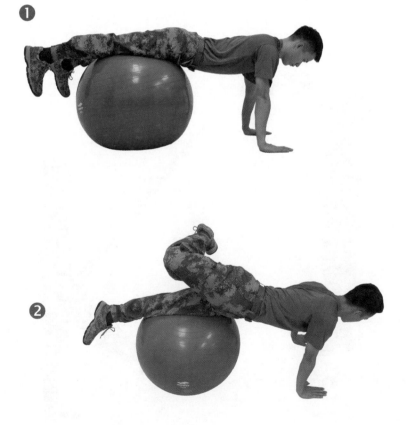

D38 健身球侧卧卷腹

起始姿势: 呈侧卧姿,将一侧髋部放置在健身球上,双腿前后分开,双手放在头后。

动作步骤: 上半身下落,让身体靠在健身球上,然后向反方向运动,上半身抬起,尽最大努力进行侧卷腹;执行预定重复次数,换另一侧进行同样练习。

重复次数: 每侧重复12~16次,根据实际情况设置组数。

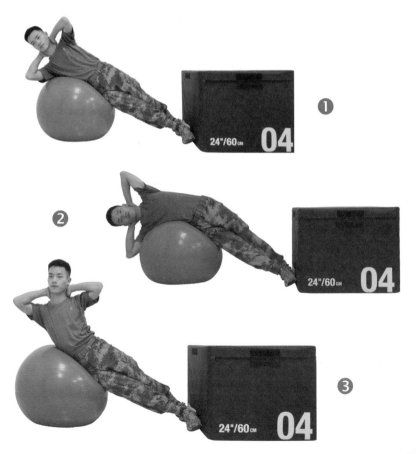

D39 悬挂训练带侧向挺髋

起始姿势: 呈侧卧姿,一侧手肘支撑身体,双脚放在悬挂训练带的手柄里,手柄大概与头同高。

动作步骤: 保持身体稳定,将髋部上下做最大幅度的移动。

重复次数: 每侧重复12~16次,根据实际情况设置组数。

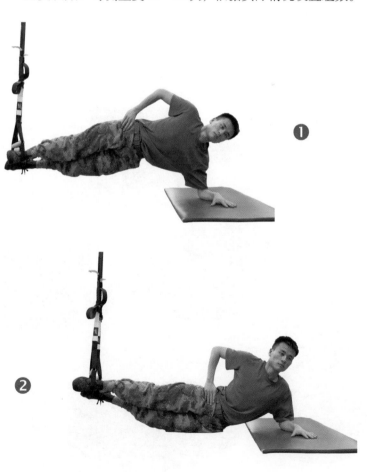

D40 健身球直腿收腹

起始姿势：呈俯卧撑姿势，将小腿放置于健身球上。

动作步骤：腹部收紧，屈髋抬高臀部，躯干保持正直，使手臂与胸部成一条直线并垂直于地面；然后有控制的恢复起始姿势，执行预定重复次数。

重复次数：每次重复12～16次，根据实际情况设置组数。

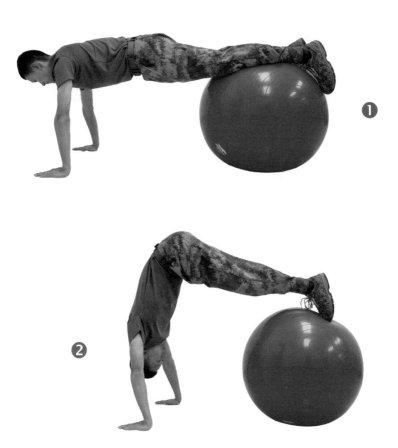

D41 半圆平衡球蹲姿转体

起始姿势： 呈蹲姿，腹部收紧，核心用力，双手按压在身前的半圆平衡球上，躯干保持正直。

动作步骤： 抬起一侧手臂向后上方举起，眼睛看向手掌并尽可能向后转动肩部；然后恢复起始姿势，换另一侧进行同样练习。

重复次数： 每次重复10～12次，根据实际情况设置组数。

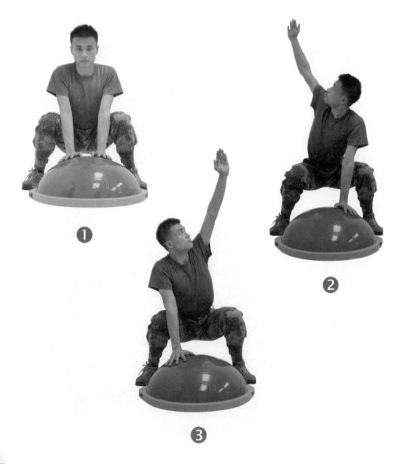

D42 跪姿跨步伸展

起始姿势：呈双膝跪姿，保持躯干正直，侧面看耳、肩、髋、膝在一条直线上；双手各持一个哑铃片。

动作步骤：向上摆动左臂直到位于头顶上方，同时右臂向后伸展，随着手臂的运动，将重心移至左膝，右腿向前跨出一步，呈单膝半跪姿势；然后恢复到起始姿势，执行预定重复次数；换另一侧进行同样练习。

重复次数：每侧重复10～12次，根据实际情况设置组数。

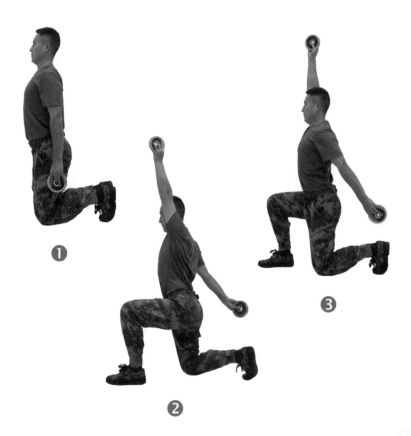

D43 弹力带跪姿胸前推

起始姿势：呈双膝跪姿或单膝跪姿，双手合十握住横向固定的弹力带置于胸前，辅助人员在一侧固定弹力带。

动作步骤：在保持侧向弹力带张力的情况下，将弹力带向前推出至双臂伸直，然后收回手臂，全程保持身体稳定，缓慢恢复起始姿势，执行预定重复次数。

重复次数：每次重复12~16次，根据实际情况设置组数。

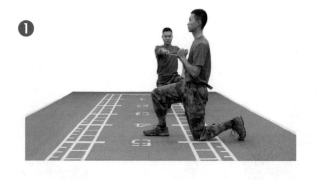

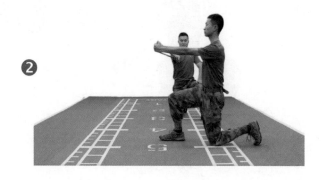

D44 弹力带抗侧旋台阶上

起始姿势：面对 20 ~ 50cm 的台阶，呈站立姿；身体正直，右手持重物置于胸前，左手持弹力带也置于胸前，弹力带保持适量的张力，弹力带锚点在左臂后方。

动作步骤：右脚踩在台阶上，将身体向上蹬起，同时右手持重物向上推出，左手持弹力带向前推出，双手肘关节保持伸直状态；左腿在身体向上过中，屈髋屈膝 90°；在顶点略微停顿，然后反向恢复到起始动作；执行预定重复次数，换另一侧进行同样练习。

重复次数：每次重复 8 ~ 12 次，根据实际情况设置组数。

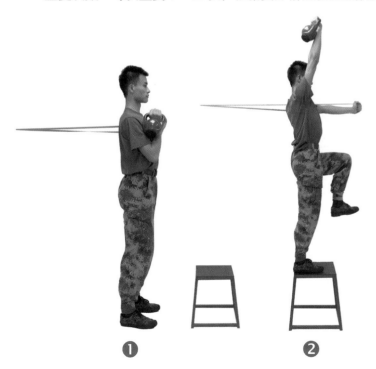

❶   ❷

3. 上肢强化

D45 滑行盘前后移动

起始姿势： 呈俯卧撑姿势，将双脚放在滑行盘上。

动作步骤： 双臂伸直支撑身体，以肩关节为轴，将身体向后移动，移动中，保持身体正直，侧面看，耳、肩、髋、膝和踝尽量在一条直线上；向后达到最大幅度后，恢复到起始位置，执行预定重复次数。

重复次数： 每次重复 8~12 次，根据实际情况设置组数。

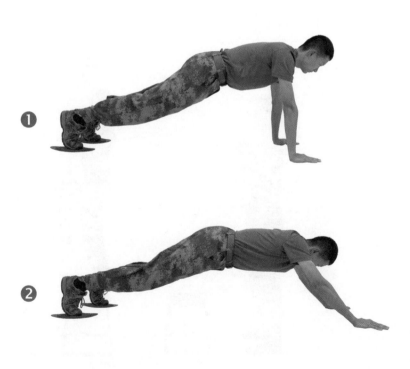

D46 悬挂训练带前后移动

起始姿势：呈俯卧撑姿势，双手抓握悬挂训练带把手，手臂伸直，保持身体稳定。

动作步骤：腹部肌肉收紧，躯干保持正直，将双臂缓缓向前推，尽量伸过头顶；然后缓慢恢复起始姿势，执行预定重复次数。

重复次数：每次重复 8 ~ 12 次，根据实际情况设置组数。

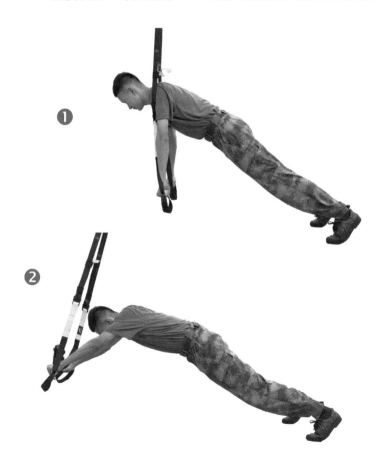

D47 俯卧 I 字

起始姿势: 呈俯卧姿,双臂伸直贴近耳朵,与躯干形成"I"字。

动作步骤: 双侧肩胛骨向内向下收紧,双臂抬起 2~3cm;保持 3~5 秒;恢复起始姿势,执行预定重复次数。

重复次数: 每次重复 8~12 次,根据实际情况设置组数。

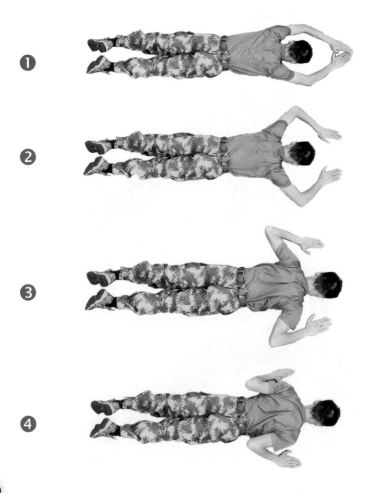

D48 俯卧 O 字

起始姿势: 呈俯卧姿,双臂伸直贴近耳朵,在头顶上方相交叉,掌心向下。

动作步骤: 双侧肩胛骨向内向下收紧,双臂抬起 2 ~ 3cm;经体侧在腰部后相交叉,掌心向上;恢复起始姿势,执行预定重复次数。

重复次数: 每次重复 8 ~ 12 次,根据实际情况设置组数。

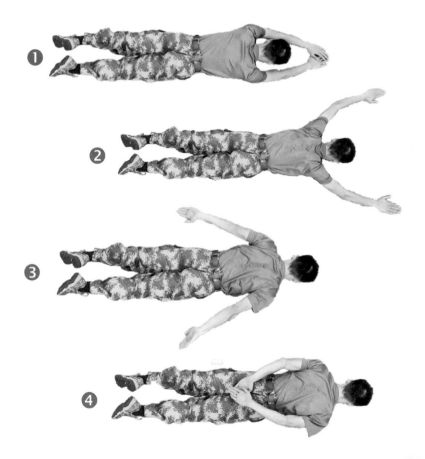

D49 站立 Y 字

起始姿势： 呈俯立姿，双臂自然垂下，膝关节弯曲，屈髋俯身，身体前倾，耳、肩、髋保持一条直线；双手握拳，大拇指朝前。

动作步骤： 双臂向斜上方抬升至肩关节高度，双臂挺直呈 45°组成一个 Y 形，大拇指向后上方指；恢复起始姿势，执行预定重复次数。

重复次数： 每次重复 8 ~ 12 次，根据实际情况设置组数。

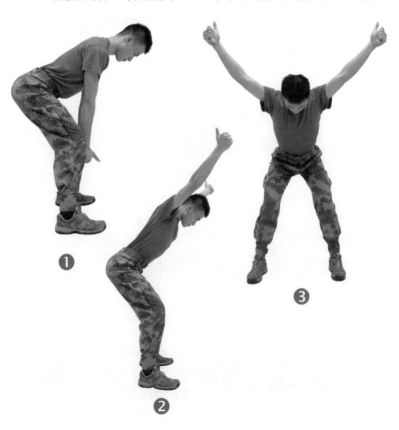

D50 弹力圈肩胛骨后缩

起始姿势： 呈站立姿，双手抓住弹力圈，保持手臂伸直。

动作步骤： 手臂不要弯曲，肩胛骨向前引，再向后缩，保持弹力带张力；在肩胛骨后缩到极限的位置时保持等长收缩2秒；恢复起始位姿势，执行预定重复次数。

重复次数： 每次重复 8 ~ 12 次，根据实际情况设置组数。

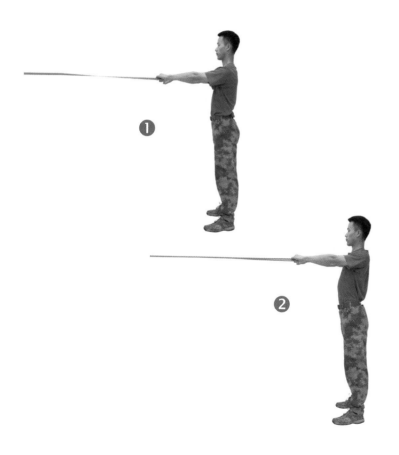

D51 单腿跪姿弹力带回旋

起始姿势：呈单膝跪姿，抬头挺胸，保持躯干正直；从侧面看耳、肩、髋与后侧腿的膝在同一垂线上；弹力带锚点置于身体后方，双手抓握弹力带，双臂水平外展，与躯干呈直角，同时保持弹力带的张力。

动作步骤：保持躯干稳定，一侧手臂做上回旋，另一侧手臂做下回旋，屈曲双臂肘关节，置于身体中线位置；然后双臂做反向运动。

重复次数：每次重复 8 ~ 12 次，根据实际情况设置组数。

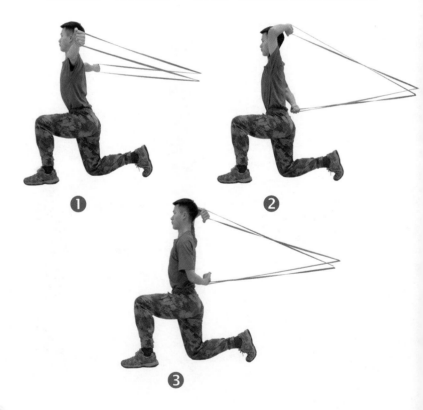

D52 半程土耳其起立

起始姿势： 呈侧卧屈腿姿势，双手抓握壶铃置于胸部前方。

动作步骤： 身体协调用力，翻身成仰卧姿势，右腿弯曲使脚后跟靠近臀部，脚掌平放在地面上，右臂伸直将壶铃举起，左臂平放在地面上，与身体约呈 45°；右脚蹬地，向左侧转动身体，左臂屈肘，小臂撑地，身体呈坐姿，壶铃在头顶上方与地面垂直；伸直左臂，保持壶铃位置不变；然后反向途径返回起始姿势；执行预定重复次数，换另一侧进行同样练习。

重复次数： 每侧重复 6 ~ 10 次，根据实际情况设置组数。

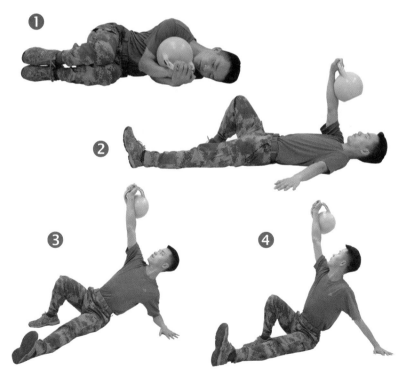

D53 弹力带肩袖激活

起始姿势： 呈站立姿，将弹力带一端固定在身体左侧与肩同高的位置，右手抓住弹力带一端，大臂外展 90°，屈肘大小臂呈 90°。

动作步骤： 右臂外旋，保持右大臂处于水平位置，右小臂竖直朝上；恢复起始位置，执行预定重复次数，换另一侧进行同样练习。

重复次数： 每次重复 8 ~ 12 次，根据实际情况设置组数。

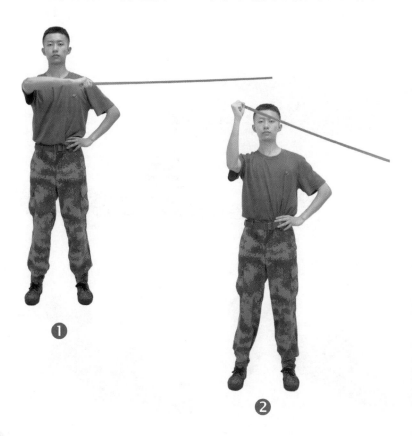

❶ ❷

D54 直臂躯干旋转

起始姿势: 呈俯卧撑姿势,身体向右旋转 90°,躯干侧对地面,右臂伸直打开,指尖朝上。

动作步骤: 躯干向左旋转,右臂向左腋下方向伸展到最远处;然后向右旋转,以同样的运动速率移动髋关节和肩关节,右臂尽量向上伸展,左臂不要弯曲;执行预定重复次数,换另一侧进行同样练习。

重复次数: 每次重复 8 ~ 12 次,根据实际情况设置组数。

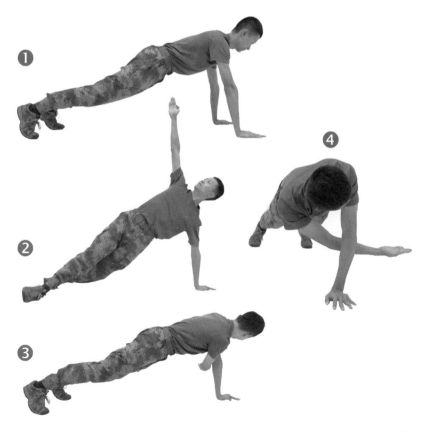

D55 壶铃风车

起始姿势： 呈站立姿，右手持壶铃举过头顶。

动作步骤： 右手臂不要弯曲，躯干向前弯曲并向右旋转，左手臂沿身体下滑，一直让手指接触到地面；动作过程中眼睛始终目视壶铃，左膝盖可以微弯曲；恢复起始姿势，执行预定重复次数，换另一侧进行同样练习。

重复次数： 每次重复 8 ~ 12 次，根据实际情况设置组数。

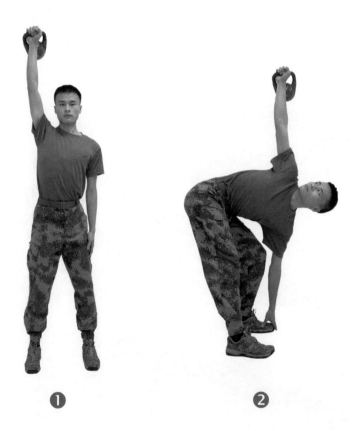

❶   ❷

D56 毛毛虫爬行

起始姿势： 呈站立姿。

动作步骤： 双脚不动，两手依次触地向前爬行，尽可能远离躯干，身体除手脚四点外均不能触地；两手从最远端依次触地往回爬行，保持躯干稳定；恢复起始姿势，执行预定重复次数。

重复次数： 每次重复 8 ~ 10 次，根据实际情况设置组数。

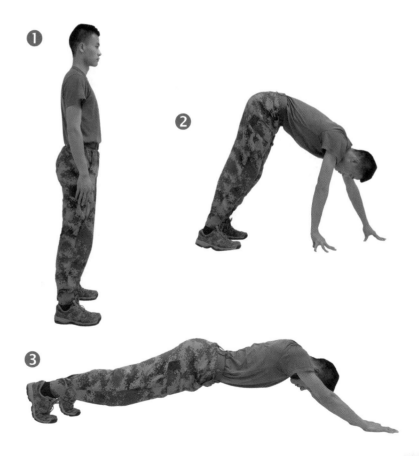

D57 弹力圈直臂蹲起

起始姿势： 呈站立姿，双侧手腕处套上弹力圈，掌心朝上，双臂外展，使手掌略比肩宽。

动作步骤： 保持弹力圈张力，将双臂上举过头顶，然后做直臂深蹲。

重复次数： 每次重复12~16次，根据实际情况设置组数。

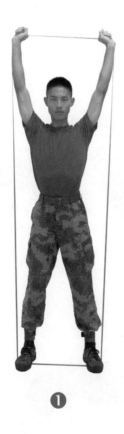 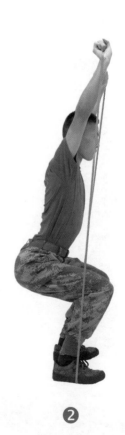

❶ ❷

D58 鳄鱼行走

起始姿势： 呈平板支撑姿势，在脚尖下放置滑行盘。

动作步骤： 左右肘交替向前移动，拉动身体前进；动作过程中保持躯干正直，侧面看耳、肩、髋、膝、踝在一条直线。

重复次数： 每次移动 3 ~ 5m，根据实际情况设置组数。

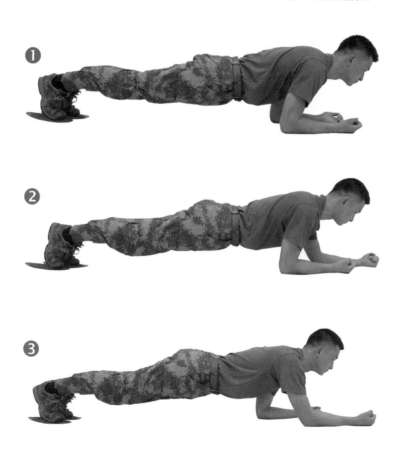

五 整理阶段的动作练习

1. 上肢推模式

E1 斜体俯卧撑

起始姿势： 呈双臂支撑姿势，身体向前倾斜，手掌放置于依托物上，双手间距略宽于肩。

动作步骤： 屈肘慢慢将身体下降，大臂与躯干角度保持在 45 ~ 60°之间，动作全程保持躯干在一条直线上；恢复起始姿势，每组执行预定重复次数。

重复次数： 每次重复 12 ~ 16 次，根据实际情况设置组数。

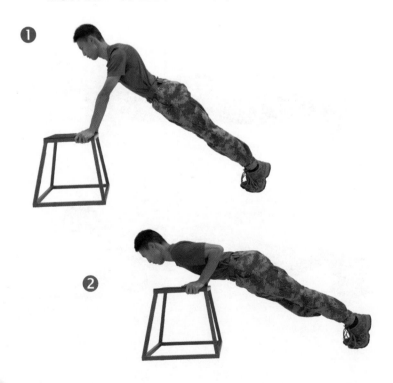

E2 弹力带辅助俯卧撑

起始姿势： 呈俯卧撑姿势，将弹力带锚点置于身体正上方，弹力带一端套在躯干的中间位置。

动作步骤： 依照动作标准做俯卧撑，动作中保持躯干的正直，执行预定重复次数。

重复次数： 每次重复12~16次，根据实际情况设置组数。

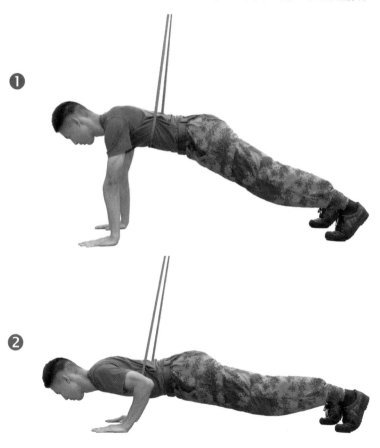

E3 健身球手固定俯卧撑

起始姿势：呈俯卧撑姿势，手掌放置于健身球，双手间距略宽于肩。

动作步骤：屈肘慢慢将身体向前放下，大臂与躯干角度保持在 45～60°之间，动作全程保持躯干在一条直线上；恢复起始姿势，执行预定重复次数。

重复次数：每次重复 12～16 次，根据实际情况设置组数。

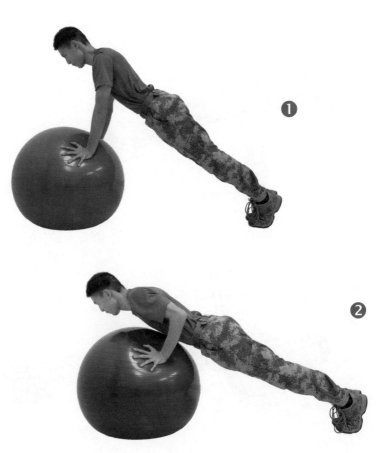

❶

❷

E4 健身球脚固定俯卧撑

起始姿势： 呈俯卧撑姿势，脚尖放置于健身球，双手间距略宽于肩。

动作步骤： 屈肘慢慢将身体向前放下，大臂与躯干角度保持在 45 ~ 60° 之间，动作全程保持躯干在一条直线上；恢复起始姿势，执行预定重复次数。

重复次数： 每次重复 12 ~ 16 次，根据实际情况设置组数。

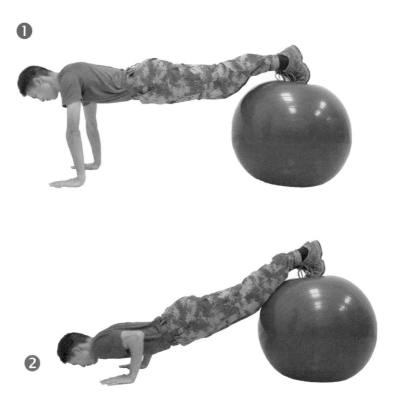

E5 悬挂俯卧撑

起始姿势： 呈俯卧撑姿势，手臂伸直，双手正握手柄置于胸部正前方，两臂略宽于肩；双腿伸直并拢，身体前倾，躯干和腿保持在一条直线上。

动作步骤： 躯干和下肢保持稳定，身体下沉，屈肘至90°夹角，停顿1～2秒，推起身体；恢复起始姿势，执行预定重复次数。

重复次数： 每次重复12～16次，根据实际情况设置组数。

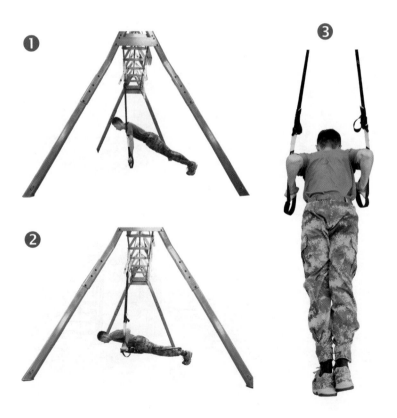

E6 T形俯卧撑

起始姿势：呈俯卧撑姿势。

动作步骤：做一次俯卧撑，推起后由一侧手臂支撑旋转躯干，身体转向侧面，并将抬起手臂指向天花板；恢复起始姿势，换另一侧进行同样练习。

重复次数：每次重复 8 ~ 12 次，根据实际情况设置组数。

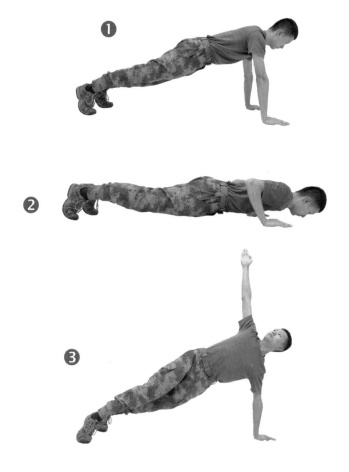

E7 健身球哑铃推举

起始姿势： 呈仰卧姿，上背部和头部放置于健身球上；双手在胸前伸直，垂直于躯干，右手持握哑铃。

动作步骤： 左臂伸直保持不动，右臂屈肘缓慢下落至大臂与地面平行，然后再向上推起；执行预定重复次数，换另一侧进行同样动作。

重复次数： 每次重复12～16次，根据实际情况设置组数。

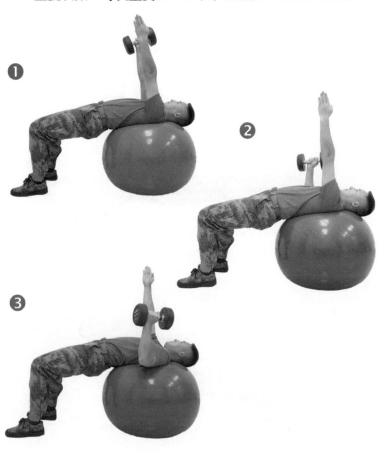

E8 弹力带分腿前推

起始姿势：呈分腿站姿，前侧腿手臂向前抬起至水平位置，后侧腿的手抓握固定在身体后方的弹力带。

动作步骤：保持躯干稳定，后侧腿的手将弹力带向前水平推出；恢复起始姿势，执行预定重复次数，换另一侧进行同样练习。

重复次数：每侧重复12～16次，根据实际情况设置组数。

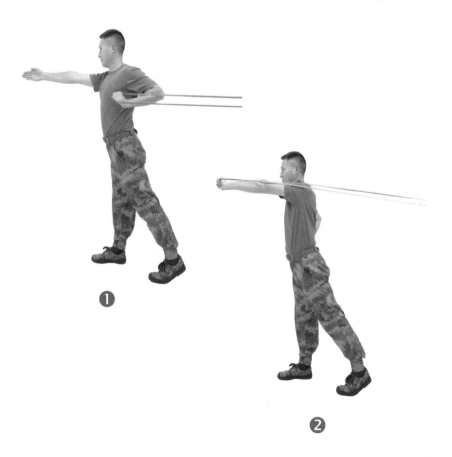

E9 哑铃交替过顶推举

起始姿势：呈站立姿，双手持握哑铃置于肩部。

动作步骤：收紧腹部肌肉，保持肩胛骨稳定，交替将哑铃向上推举，然后缓慢下落，执行预定重复次数。

重复次数：每次重复12~16次，根据实际情况设置组数。

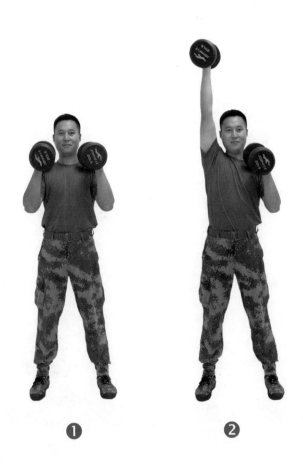

❶   ❷

E10 哑铃交替旋转过顶推举

起始姿势： 呈站立姿，双手持握哑铃置于肩部。

动作步骤： 收紧腹部肌肉，保持肩胛骨稳定，身体向左侧旋转同时将右手哑铃向上推举，然后缓慢下落；恢复起始姿势，换另一侧进行同样练习。

重复次数： 每次重复12～16次，根据实际情况设置组数。

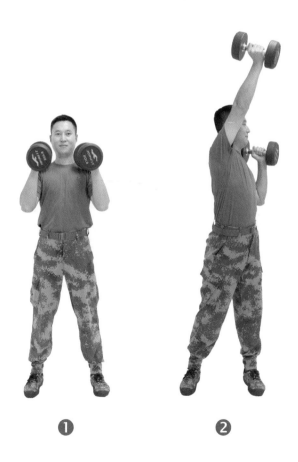

❶ ❷

E11 壶铃倒置推举

起始姿势： 呈站立姿，一侧手抓握倒置壶铃放置于肩部，肘关节指向身体前方45度位置，另一手叉腰。

动作步骤： 收紧腹部肌肉，保持肩胛骨稳定，将壶铃向上推举，然后缓慢下落恢复起始姿势，执行预定重复次数；换另一侧进行同样练习。

重复次数： 每次重复12~16次，根据实际情况设置组数。

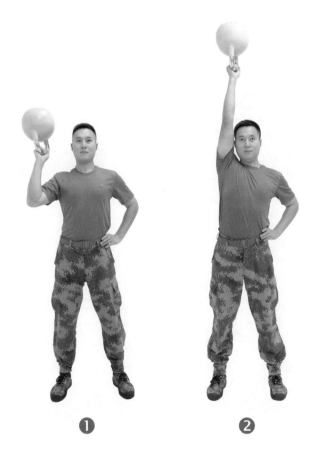

❶　　　　　　　　❷

E12 药球过顶推举

起始姿势： 呈站立姿，双手抓握药球放置于胸前。

动作步骤： 收紧腹部肌肉，保持肩胛骨稳定，将药球举过头顶，然后恢复起始姿势，执行预定重复次数。

重复次数： 每次重复12～16次，根据实际情况设置组数。

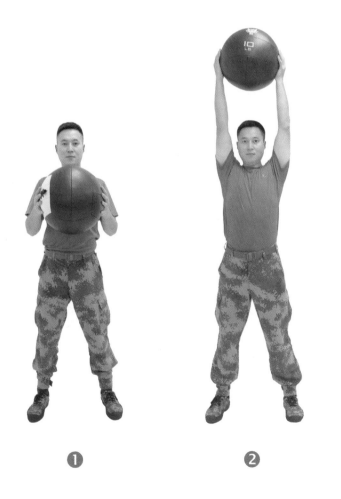

❶   ❷

2. 上肢拉模式

E13 斜体引体上拉

起始姿势：呈仰卧姿，双手抓住固定杆，握距略宽于肩；脚跟着地，身体不接触地面，耳、肩、髋在一条直线上。

动作步骤：收紧腹部肌肉，肩胛骨稳定，保持躯干正直；双手用力拉动身体，使胸部靠近固定杆，大臂与躯干夹角为45~60°之间，然后伸直双臂恢复起始姿势，执行预定重复次数。

重复次数：每次重复12~16次，根据实际情况设置组数。

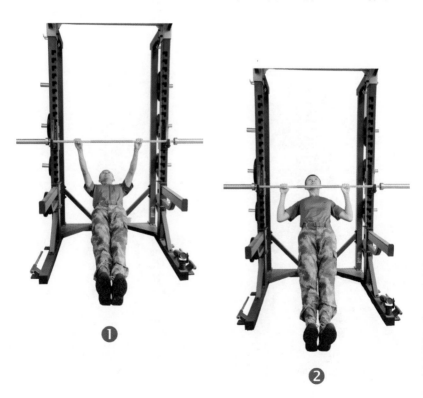

E14 悬挂引体上拉

起始姿势: 呈仰卧姿,双手抓握悬挂训练带的手柄,身体不接触地面,耳、肩、髋在一条直线上。

动作步骤: 收紧腹部肌肉,肩胛骨稳定,保持躯干正直;双手用力拉动身体,使胸部靠近手柄,大臂与躯干夹角为45～60°之间,然后伸直双臂恢复起始姿势,执行预定重复次数。

重复次数: 每次重复12～16次,根据实际情况设置组数。

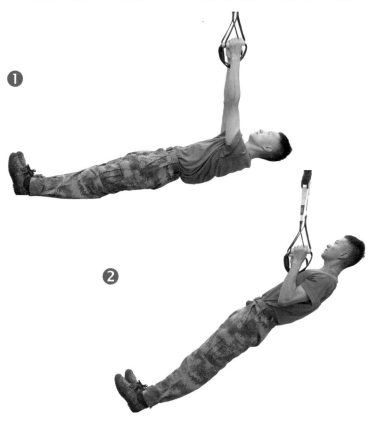

E15 悬挂单臂旋转

起始姿势： 呈屈膝仰卧姿，耳、肩、髋在一条直线上并与地面平行，单手抓握悬挂训练带的手柄垂直于地面。

动作步骤： 收紧腹部肌肉，肩胛骨稳定，保持躯干正直；自由手臂由胸前水平外展到体侧，然后恢复起始姿势；换另一侧进行同样练习。

重复次数： 每侧重复12～16次，根据实际情况设置组数。

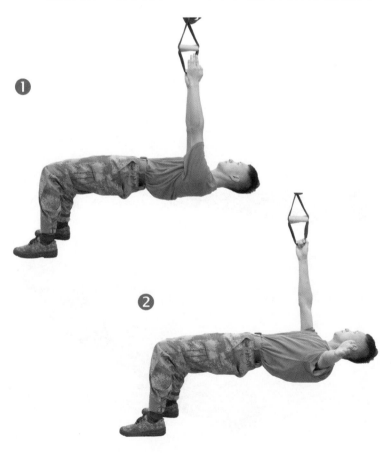

E16 哑铃单臂划船

起始姿势：呈屈髋姿势；双脚分开与肩同宽，右手持握哑铃。

动作步骤：左手在胸前伸直保持躯干稳定，右臂屈肘将哑铃拉起到胸口位置；恢复起始姿势，执行预定重复次数，换另一侧进行同样练习。

重复次数：每侧重复12～16次，根据实际情况设置组数。

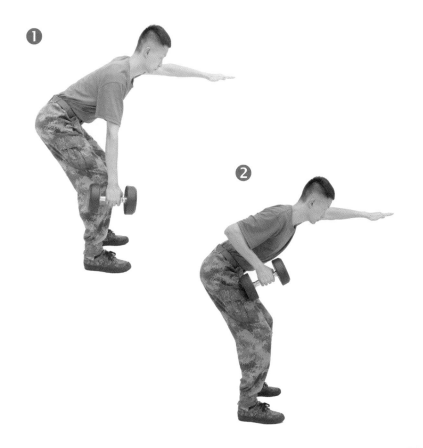

E17 哑铃单腿支撑划船

起始姿势： 呈屈髋姿势；双脚分开与肩同宽，右手持握哑铃。

动作步骤： 左手在胸前伸直并将右腿抬离地面，躯干保持正直；右臂屈肘将哑铃拉起到胸口位置，然后恢复起始姿势；执行预定重复次数，换另一侧进行同样练习。

重复次数： 每侧重复12～16次，根据实际情况设置组数。

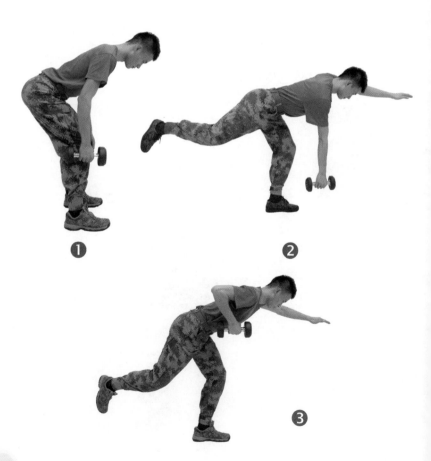

E18 弹力带坐姿划船

起始姿势： 呈坐姿，屈髋屈膝，双脚踩实地面，右臂伸直抓握固定在身体前方的弹力带，左臂屈肘放于胸前。

动作步骤： 保持躯干正直，右臂屈肘将弹力带拉向躯干，然后恢复起始姿势；执行预定重复次数，换另一侧进行同样练习。

重复次数： 每侧重复12~16次，根据实际情况设置组数。

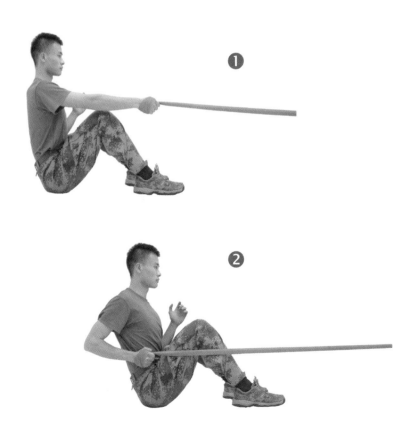

E19 弹力带分腿划船

起始姿势: 呈右腿在前的分腿站姿,右手抓握固定在身体前方的弹力带,左臂向前抬起至水平位置,保持躯干稳定。

动作步骤: 保持骨盆稳定,右臂屈肘将弹力带拉向躯干;再缓慢回到起始姿势,执行预定重复次数,换另一侧进行同样练习。

重复次数: 每侧重复12～16次,根据实际情况设置组数。

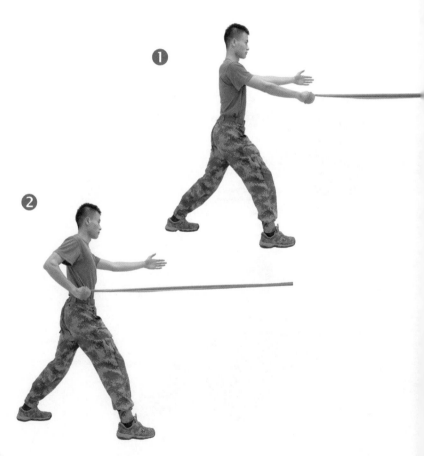

E20 弹力带转体划船

起始姿势： 呈右脚在前分腿站姿，右手抓握固定在身体前方的弹力带，左臂向前抬起至水平位置，保持躯干稳定。

动作步骤： 右手将弹力带拉向躯干，同时身体右后方转体90°，右腿后撤一步呈分腿站姿，左臂伸直不变；恢复起始姿势，执行预定重复次数，换另一侧进行同样练习。

重复次数： 每侧重复12~16次，根据实际情况设置组数。

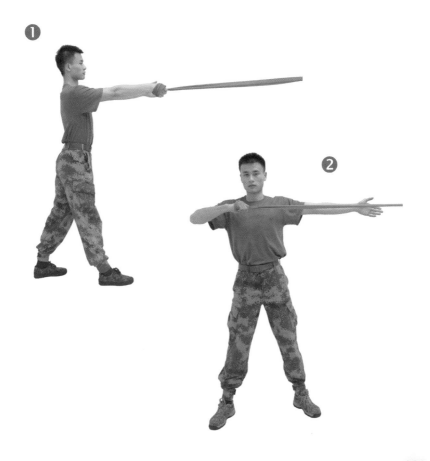

E21 弹力带坐姿下拉

起始姿势：呈坐姿，屈髋、屈膝，双脚踩实地面，右臂抓握固定在身体上方的弹力带，左臂伸直前举。

动作步骤：保持躯干正直，右臂将弹力带竖直下拉至髋关节部位，然后恢复起始姿势；执行预定重复次数，换另一侧进行同样练习。

重复次数：每侧重复12～16次，根据实际情况设置组数。

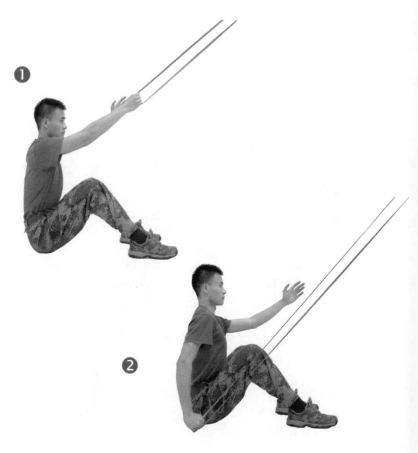

E22 弹力带辅助引体向上

起始姿势： 呈站立姿，面向单杠，双手握杠，把弹力带固定在两手中间处。

动作步骤： 一只脚放在弹力带中并且保证脚踩住弹力带的末端；双手抓住单杠向上并完成引体向上；执行预定重复次数。

重复次数： 每次重复12~16次，根据实际情况设置组数。

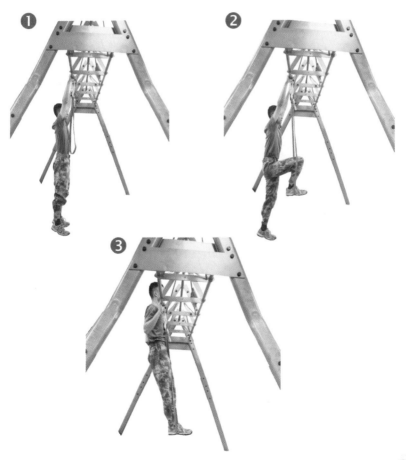

3. 下肢双腿模式

E23 支撑式下蹲

起始姿势：呈站立姿，双臂伸直，抓握身体前方的固定杆，保持躯干正直。

动作步骤：鼻子吸气，屈髋、屈膝至大腿与地面平行，背部挺直；嘴巴呼气，伸直双腿站立，恢复起始姿势，执行预定重复次数。

重复次数：每次重复12~16次，根据实际情况设置组数。

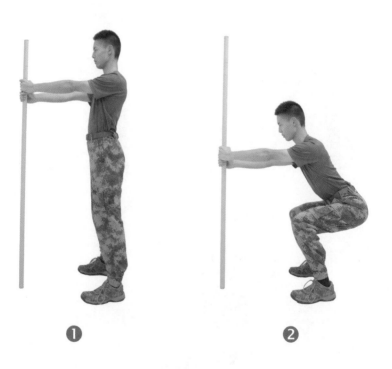

❶　　　　　　　　　　❷

E24 健身球下蹲

起始姿势： 呈站立姿，在墙壁和背部之间放置一个健身球，身体靠在健身球上，双手叉腰，保持躯干正直。

动作步骤： 鼻子吸气，屈髋屈膝至大腿与地面平行；嘴巴呼气，伸直双腿站立，恢复起始姿势，保持背部与健身球之间的压力，执行预定重复次数。

重复次数： 每次重复12～16次，根据实际情况设置组数。

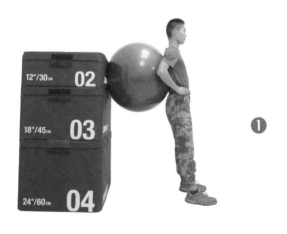

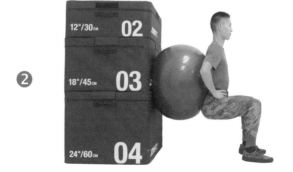

E25 弹力带前拉下蹲

起始姿势：呈站立姿，将固定在身体前侧的弹力带套在膝关节处。

动作步骤：双手握拳置于下颌处或双手叉腰，保持弹力带拉力的同时屈髋屈膝，使大腿与地面平行，躯干正直；伸直双腿站立，恢复起始姿势，执行预定重复次数。

重复次数：每次重复12～16次，根据实际情况设置组数。

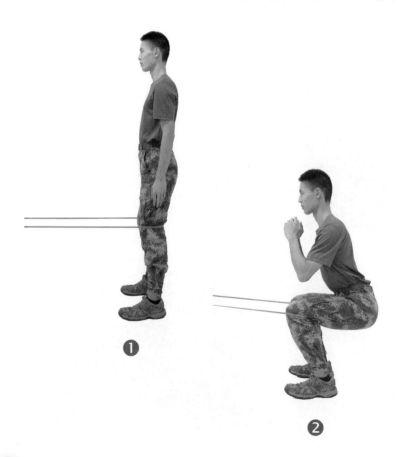

E26 弹力带抗旋下蹲

起始姿势：呈站立姿，双臂伸直举过头顶，躯干正直，将固定在身体一侧的弹力带套在另一侧肩关节处。

动作步骤：保持弹力带拉力的同时屈髋、屈膝，使大腿与地面平行；然后恢复起始姿势，执行预定重复次数；全程配合呼吸进行练习。

重复次数：每次重复12~16次，根据实际情况设置组数。

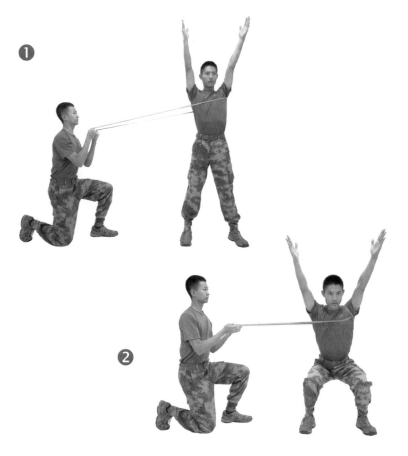

E27 壶铃高脚杯下蹲

起始姿势： 呈站立姿，双脚与髋同宽，倒置壶铃握于胸前，紧贴于锁骨柄。

动作步骤： 躯干正直，吸气同时屈髋屈膝使大腿与地面平行；呼气慢慢恢复起始姿势；执行预定重复次数。

重复次数： 每次重复 12~16 次，根据实际情况设置组数。

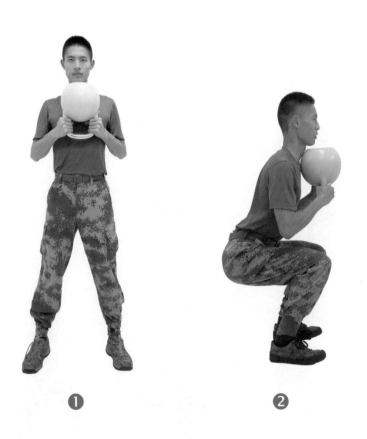

❶   ❷

E28 哑铃下蹲

起始姿势： 呈站立姿，双脚与肩同宽，双手持哑铃放置于体前。

动作步骤： 躯干正直，屈髋、屈膝使大腿与地面平行，哑铃一端接触到地面，然后恢复起始姿势，执行预定重复次数；全程配合呼吸进行练习。

重复次数： 每次重复12~16次，根据实际情况设置组数。

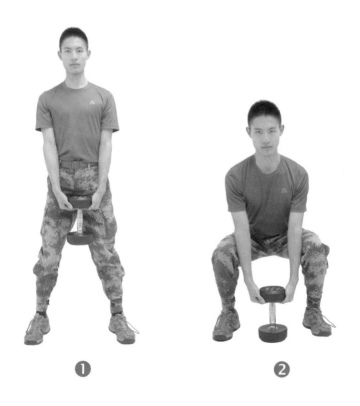

❶   ❷

E29 过顶下蹲

起始姿势： 呈站立姿，双脚与肩同宽，双手持木杆放置于头顶上方。

动作步骤： 躯干正直，屈髋屈膝使大腿与地面平行，保持手臂与躯干成一条直线，然后恢复起始姿势；执行预定重复次数。

重复次数： 每次重复12~16次，根据实际情况设置组数。

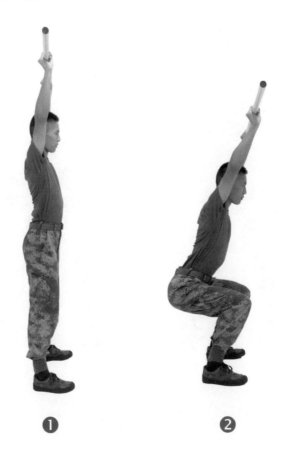

❶   ❷

E30 单臂过顶下蹲

起始姿势：呈站立姿，双脚与肩同宽，左手持哑铃放置于头顶上方，右手握拳放于胸前。

动作步骤：躯干正直，屈髋屈膝使大腿与地面平行，保持哑铃在身体重心的上方；然后恢复起始姿势，全程配合呼吸进行练习；执行预定重复次数，换另一侧进行同样练习。

重复次数：每侧重复12～16次，根据实际情况设置组数。

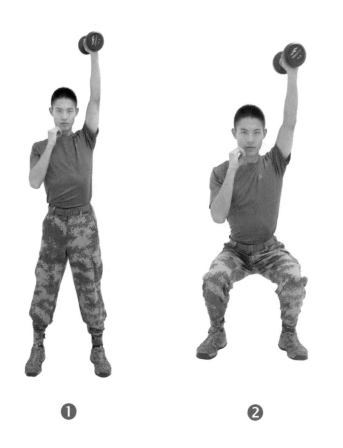

❶   ❷

E31 壶铃硬拉

起始姿势：呈站立姿，双脚与肩同宽，抬头挺胸，肩胛骨后缩，躯干呈一直线，双手抓握壶铃。

动作步骤：躯干前倾的同时，保持躯干正直，不要发生形变；髋部向后移动，膝关节微屈，保持小腿尽量垂直于地面，壶铃在身体下方悬垂；到最大幅度后，恢复到起始姿势。

重复次数：每次重复10~12次，根据实际情况设置组数。

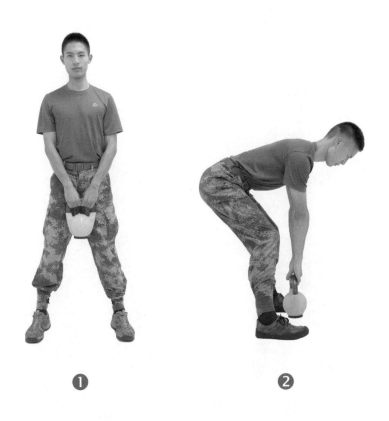

❶   ❷

E32 壶铃甩摆

起始姿势: 呈分腿站姿,壶铃置于前方地面上,双脚分开与肩同宽;深蹲屈髋至双手抓住壶铃。

动作步骤: 胳膊伸直双手抓住壶铃向靠近身体方向摆动,俯身屈膝屈髋,后背挺直,手臂带动壶铃后摆超过膝关节,两臂外侧紧靠大腿内侧,摆至极限位置;不要停顿,伸膝伸髋,同时手臂带动壶铃前摆至手臂稍超过地面平行线;全程配合呼吸练习,执行预定重复次数。

重复次数: 每次重复10~12次,根据实际情况设置组数。

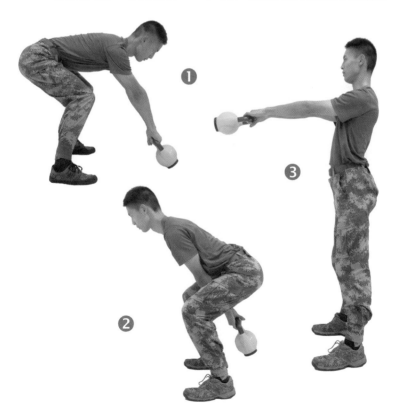

4. 下肢分腿模式

E33 健身球分腿蹲

起始姿势：呈前后分腿站姿，两脚分开呈一个使髋部舒适的距离；在墙壁和腰椎之间放置一个健身球，身体靠在健身球上，双手交叉在胸前，保持躯干正直。

动作步骤：保持躯干直立，屈髋屈膝，蹲至前侧大腿与地面平行；然后恢复起始姿势，执行预定重复次数。

重复次数：每侧重复10~12次，根据实际情况设置组数。

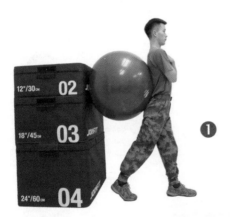

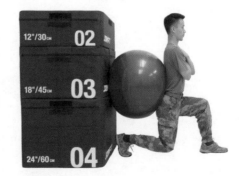

E34 悬挂训练带分腿蹲

起始姿势: 呈站立姿,双手抓握身体前方的悬挂训练带手柄。

动作步骤: 向前迈腿成弓步蹲,双手伸直举过头顶,保持躯干正直;然后恢复起始姿势,换另一侧进行同样练习。

重复次数: 每侧重复10~12次,根据实际情况设置组数。

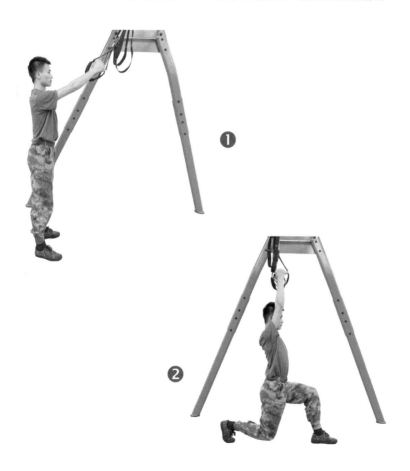

E35 哑铃侧向弓步蹲

起始姿势： 呈站立姿；身体两侧抓握哑铃。

动作步骤： 右腿向右侧横向迈步下蹲，降低髋关节，向下后坐，左腿保持伸直；双臂应当保持静止，一侧哑铃在右腿的外侧，另一个哑铃处于两腿之间；右腿向上推起，恢复起始姿势，执行预定重复次数；换另一侧腿进行同样练习。

重复次数： 每次重复10～12次，根据实际情况设置组数。

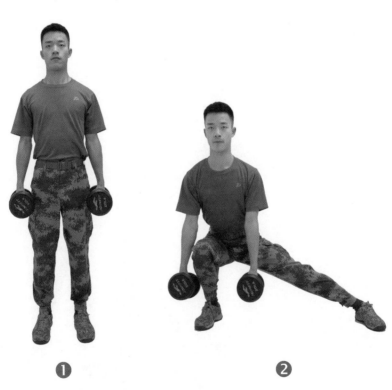

❶   ❷

E36 弓箭步转体

起始姿势： 呈站立姿。

动作步骤： 右脚前跨一步呈右弓箭步，双臂伸直前平举；躯干右转至最大幅度，右臂伸直打开，头看右手；然后反方向旋转至最大幅度，全程躯干保持直立；恢复起始姿势，换另一侧腿进行同样练习。

重复次数： 每侧重复 8 ~ 10 次，根据实际情况设置组数。

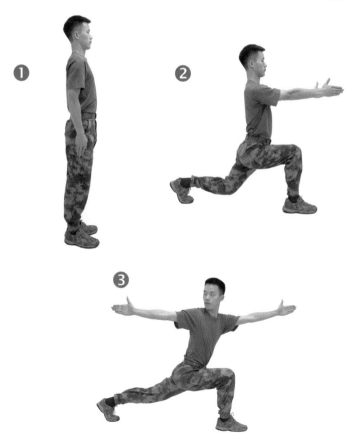

E37 交叉步蹲

起始姿势： 呈站立姿。

动作步骤： 右脚交叉于左脚前，最大限度地屈膝下蹲，上体保持正直，双臂在体前；腿部发力缓慢站起来，右脚还原至起始姿势；右腿再交叉于左脚后，最大限度地屈膝下蹲，腿部发力站起，右脚还原至起始姿势；左右腿交替练习，执行预定重复次数。

重复次数： 每侧重复 8 ~ 10 次，根据实际情况设置组数。

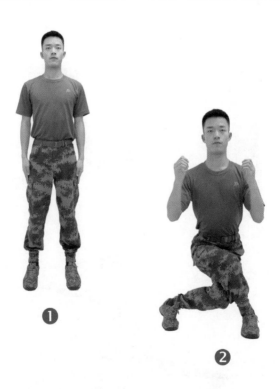

❶   ❷

E38 滑行盘后箭步蹲

起始姿势: 呈前后分腿站姿,后脚放在滑行盘上。

动作步骤: 后腿向后滑动,手臂自然摆动,成箭步蹲姿势,然后恢复起始姿势;执行预定重复次数,换另一侧腿进行同样练习。

重复次数: 每侧重复10~12次,根据实际情况设置组数。

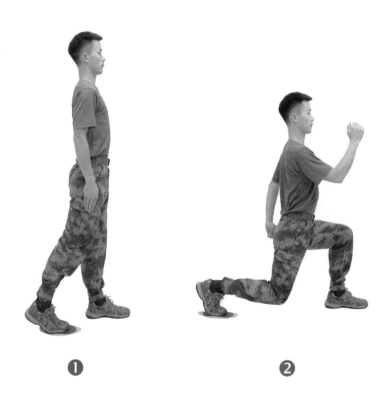

❶　　　　　　　❷

E39 滑行盘侧弓步蹲

起始姿势： 呈站立姿，左脚放在滑行盘上。

动作步骤： 左腿向左滑动，手臂自然摆动，呈侧弓步蹲姿势，然后恢复起始姿势；执行预定重复次数，换右腿进行同样练习。

重复次数： 每侧重复 10 ~ 12 次，根据实际情况设置组数。

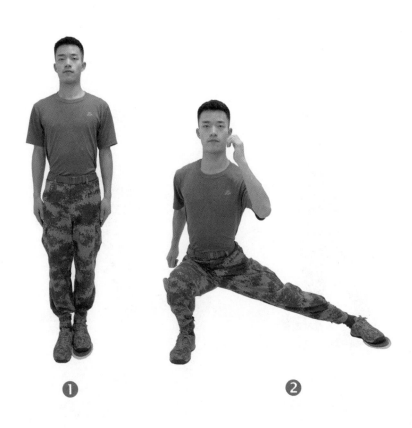

❶   ❷

E40 拉雪橇

起始姿势: 呈站立姿,双手抓住背包带的一端,另一端绑在可移动的雪橇上。

动作步骤: 面向重物,保持躯干正直,腹部收紧,挺胸抬头,肩带下沉,双臂伸直;屈髋屈膝,通过踝关节和后脚跟向后退,然后伸展膝关节。

重复次数: 每次移动 20～40m,根据实际情况设置组数。

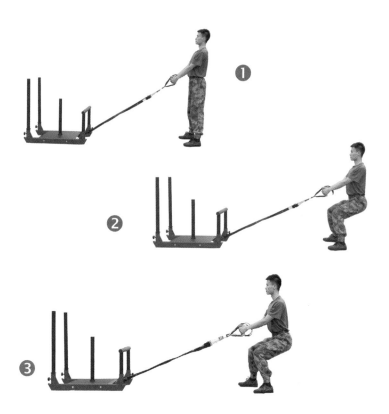

5. 下肢单腿模式

E41 分腿蹲变单腿站立

起始姿势：呈分腿蹲姿势。

动作步骤：保持躯干正直，将后侧腿向前抬起至大腿与地面平行，前侧腿伸直支撑身体，手臂自然摆动，然后恢复起始姿势；执行预定重复次数，换另一侧腿进行同样练习。

重复次数：每侧重复10~12次，根据实际情况设置组数。

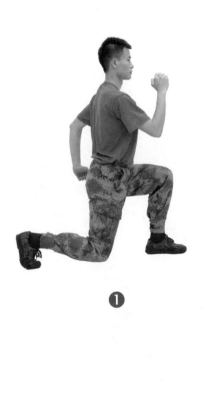

❶

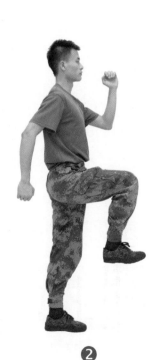

❷

E42 蹬台阶

起始姿势： 呈站立姿，面向一个 30～40cm 的台阶，双手持哑铃放置于身体两侧。

动作步骤： 左腿放在台阶上，保持躯干正直，身体重量大部分落在左腿上，右腿伸直；左腿向下发力将身体蹬上台阶，右腿向前摆动至大腿与地面平行（勾脚尖）；然后恢复起始姿势；执行预定重复次数，换另一侧腿进行同样练习。

重复次数： 每侧重复 10～12 次，根据实际情况设置组数。

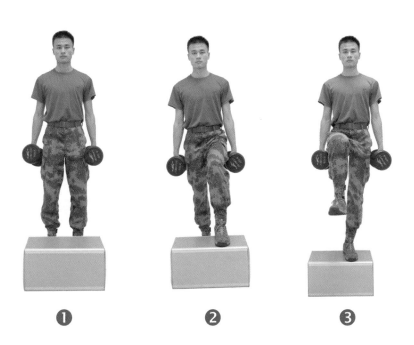

❶　　　　　　　❷　　　　　　　❸

E43 后脚抬高分腿蹲

起始姿势： 呈分腿站立姿；将后腿脚背放在长凳或台阶上。

动作步骤： 保持胸部挺直，两臂自然摆动，降低身体，直到后膝距离地面 3～5cm，前腿胫骨保持垂直，大腿与地面平行；前脚用力蹬地伸直，恢复起始姿势；执行预定重复次数，换另一侧进行同样练习。

重复次数： 每侧重复 10～12 次，根据实际情况设置组数。

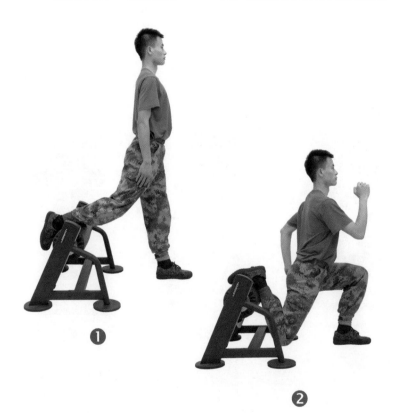

E44 健身球单腿蹲

起始姿势： 呈前后分腿站姿，右腿在前，在身体左侧和墙壁之间放置一个健身球，左手臂放在健身球的上方，右手叉腰。

动作步骤： 将身体重量靠在健身球上，屈膝抬起左脚；右腿屈髋屈膝至大腿与地面平行，躯干保持正直，然后恢复起始姿势；执行预定重复次数，换另一侧进行同样练习。

重复次数： 每侧重复10～12次，根据实际情况设置组数。

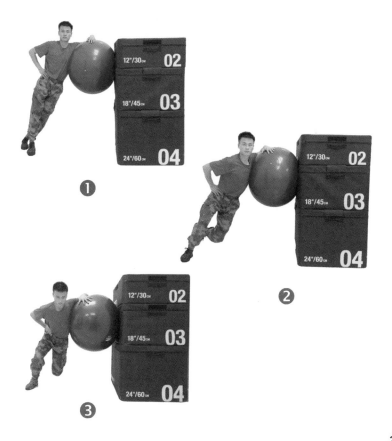

E45 悬挂训练带后弓步蹲

起始姿势： 呈前后分腿站姿，后脚放在悬挂训练带手柄里。

动作步骤： 后腿向后滑动，双手合掌于胸前，成弓步蹲姿势，然后恢复起始姿势；执行预定重复次数，换另一侧腿进行同样练习。

重复次数： 每侧重复10~12次，根据实际情况设置组数。

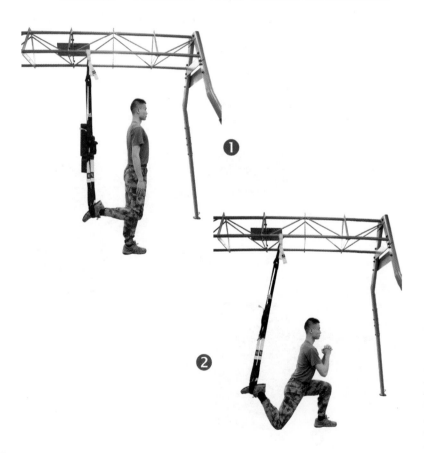

E46 悬挂训练带侧弓步蹲

起始姿势： 呈站立姿，右脚放在悬挂训练带手柄里。

动作步骤： 右腿向右滑出，手臂自然摆动，成左侧弓步蹲姿势，然后恢复起始姿势；执行预定重复次数，换左腿进行同样练习。

重复次数： 每侧重复10～12次，根据实际情况设置组数。

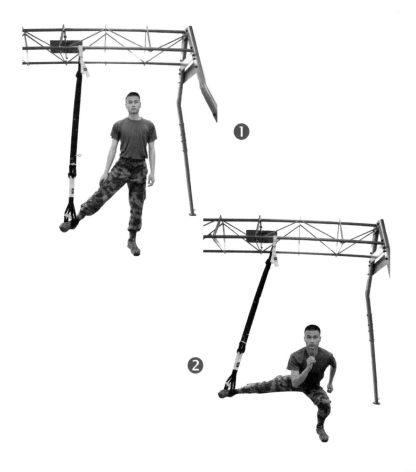

E47 单腿硬拉

起始姿势: 呈单站立姿,抬头挺胸,肩胛骨后缩,躯干成一直线;支撑腿的对侧手提一重物。

动作步骤: 躯干前倾的同时,保持躯干正直,不要发生形变;髋部向后移动,膝关节微屈,保持小腿尽量垂直于地面;支撑腿保持稳定,不要发生移动;到最大幅度后,恢复到起始姿势。

重复次数: 每侧重复 8~12 次,根据实际情况设置组数。

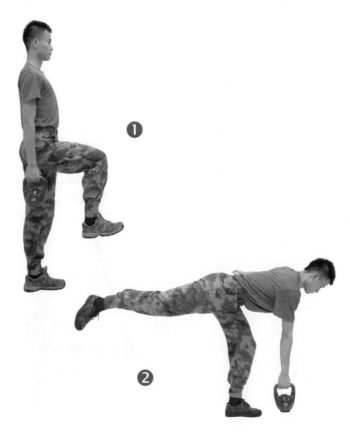

E48 滑冰者蹲

起始姿势： 呈站姿，左腿前屈抬起，左大腿与地面水平，主动足踝背屈，右腿单脚支撑站立，两臂放于体侧。

动作步骤： 右腿膝盖弯曲，臀部后坐，使身体慢慢朝地面下压，双手在体前维持身体的平衡，直至左腿膝盖下降触碰到后方软垫；伸直右腿恢复起始姿势，执行预定重复次数，换另一侧进行同样练习。

重复次数： 每边做 8 ~ 12 次，根据实际情况设置组数。

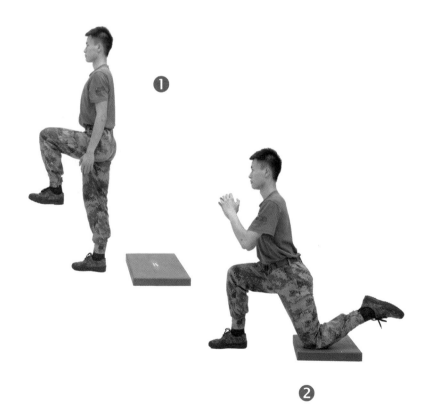

E49 农夫行走

起始姿势： 呈站立姿。双手抓住同等重量壶铃，保持躯干直立，腹部收紧，挺胸抬头，肩带下沉，双眼目视前方，壶铃不要接触大腿两侧。

动作步骤： 在保持肩关节、核心、髋关节稳定的状态下，两脚交替向前移动，执行规定距离。

重复次数： 每次移动 20 ～ 40m，根据实际情况设置组数。

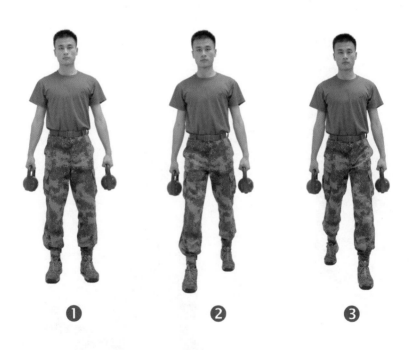

❶   ❷   ❸

E50 两侧差异农夫行走

起始姿势： 呈站立姿；双手持不同重量壶铃，保持躯干直立，腹部收紧，挺胸抬头，肩带下沉，双眼目视前方，壶铃不要接触大腿两侧。

动作步骤： 在保持肩关节、核心、髋关节稳定的状态下，两脚交替向前移动，执行规定距离。

重复次数： 每次移动 20～40m，根据实际情况设置组数。

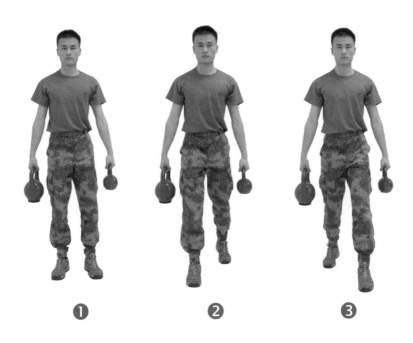

❶   ❷   ❸

6. 旋转模式

E51 坐姿弹力带转体

起始姿势：分腿坐在与小腿同高的凳子上，双脚踩实地面，保持躯干正直，双手抓握固定在体侧的弹力带，将弹力带放置于胸前。

动作步骤：腹部肌肉收紧，躯干保持正直，将弹力带贴在胸前，保持弹力带的拉力；髋部不要发生移动，臀部紧贴凳子，转体拉动弹力带至最大幅度，然后恢复起始姿势；执行预定重复次数，换另一侧进行同样练习。

重复次数：每侧重复 8 ~ 12 次，根据实际情况设置组数。

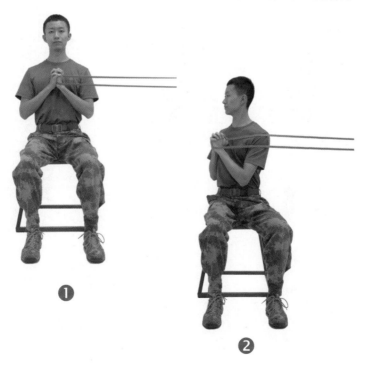

❶

❷

E52 弹力带站姿转体

起始姿势：呈站立姿，双手抓握固定在体侧的弹力带，将弹力带放置于胸前。

动作步骤：腹部肌肉收紧，躯干保持正直，将手臂在胸前伸直，保持弹力带的拉力；髋部不要发生移动，转体拉动弹力带至最大幅度，然后恢复起始姿势；执行预定重复次数，换另一侧进行同样练习。

重复次数：每侧重复 8 ~ 12 次，根据实际情况设置组数。

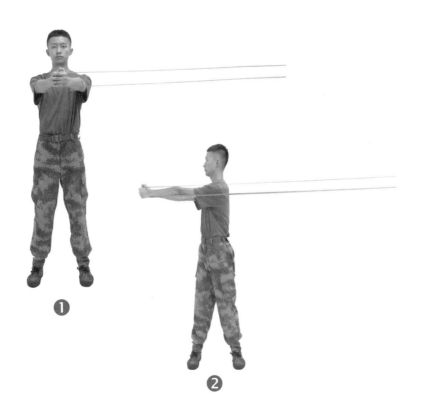

❶

❷

E53 弹力带俯身转体

起始姿势： 呈站立姿，双手抓握固定在体侧的弹力带，将弹力带放置于胸前。

动作步骤： 向前俯身45°，腹部肌肉收紧，躯干保持正直，将手臂在胸前伸直，保持弹力带的拉力；髋部不要发生移动，转体拉动弹力带至最大幅度，然后恢复起始姿势；执行预定重复次数，换另一侧进行同样练习。

重复次数： 每侧重复8~12次，根据实际情况设置组数。

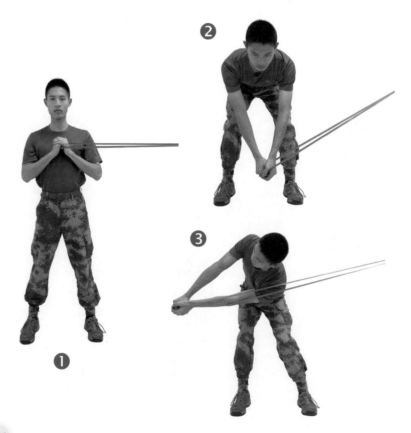

E54 壶铃体侧甩摆

起始姿势： 呈站立姿，双脚分开与髋同宽，壶铃置于一侧手前方地面。

动作步骤： 俯身屈髋屈膝抓握壶铃，手臂带动壶铃向后摆动屈髋屈膝，不要停顿，伸膝伸髋，手臂带动壶铃前摆至手臂稍超过地面平行线；动作全程保持躯干正直，不要发生偏转；执行预定重复次数，换另一侧进行同样练习。

重复次数： 每侧重复 10 ~ 12 次，根据实际情况设置组数。

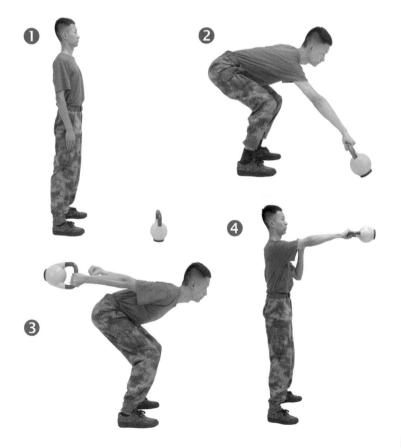

E55 壶铃分腿体侧甩摆

起始姿势： 呈左脚在前分腿站立姿，双脚分开与肩同宽，壶铃放置于身体右前方地上。

动作步骤： 俯身屈膝屈髋，单手抓握壶铃，右手臂带动壶铃在右腿外侧向后摆动；不要停顿，伸膝伸髋，右手臂带动壶铃前摆至手臂稍超过地面平行线；动作全程保持躯干正直，不要发生偏转；执行预定重复次数，换另一侧进行同样练习。

重复次数： 每侧重复10～12次，根据实际情况设置组数。

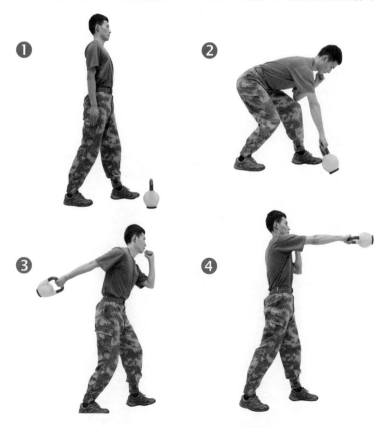

E56 壶铃横向甩摆

起始姿势： 呈站姿，俯身屈膝、屈髋，后背挺直，双手持壶铃放置于身体前侧，双脚分开与肩同宽。

动作步骤： 保持躯干正直，手臂带动壶铃向左侧横向摆动；不要停顿，伸膝伸髋，手臂带动壶铃向身体右侧横向摆动；执行预定重复次数，换另一侧进行同样练习。

重复次数： 每侧重复10～12次，根据实际情况设置组数。

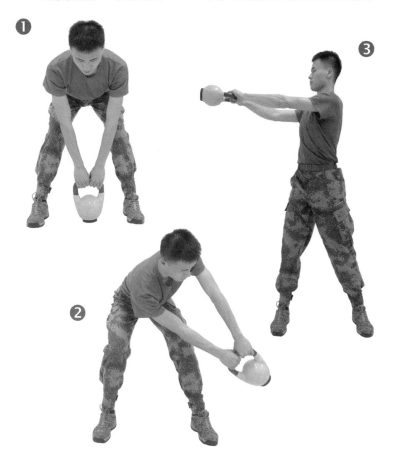

E57 壶铃单臂横向甩摆

起始姿势： 呈站姿，俯身屈膝、屈髋，后背挺直，左手持壶铃放置于身体前侧，双脚分开与肩同宽。

动作步骤： 保持躯干正直，俯身屈膝屈髋，左臂带动壶铃向身体左侧横向摆动；不要停顿，伸膝伸髋，左手臂带动壶铃向身体右侧横向摆动；执行预定重复次数，换另一侧进行同样练习。

重复次数： 每侧重复10~12次，根据实际情况设置组数。

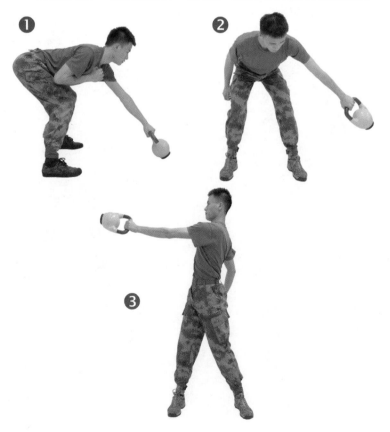

E58 壶铃俯身左右甩摆

起始姿势：呈站立姿，双手持壶铃放置于身体前侧，双脚分开与髋同宽。

动作步骤：保持躯干正直，俯身屈膝屈髋，手臂带动壶铃向左右摆动，髋部与壶铃成反方向运动。

重复次数：每次重复10~12次，根据实际情况设置组数。

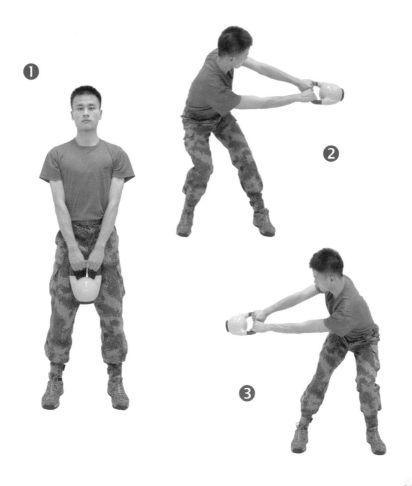

E59 壶铃滑雪式甩摆

起始姿势： 呈站立姿，双手持壶铃放置于身体前侧。

动作步骤： 双脚并拢站立，保持躯干正直，俯身屈膝屈髋，手臂带动壶铃向左后侧摆动；不要停顿，伸膝伸髋，手臂带动壶铃前摆至手臂稍超过地面平行线；然后俯身屈膝屈髋，手臂带动壶铃向右后侧摆动；反复交替进行，执行预定重复次数。

重复次数： 每次重复12~16次，根据实际情况设置组数。

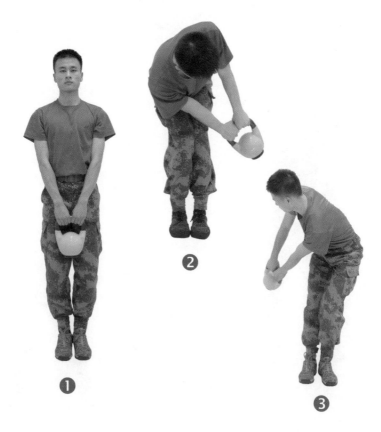

E60 高低弹力带转体

起始姿势： 呈左脚在前分腿站立姿，双脚分开略比肩宽，重心在左腿，右脚脚尖点地；双手分别握住固定在正面上、下方的弹力带，左手抓握身体左前上固定的弹力带，右手抓握身体右前下固定的弹力带；右手与髋部同高，左手与肩部同高。

动作步骤： 保持躯干正直，身体向右旋转，右臂将弹力带拉向身体右后上方，然后恢复起始姿势；接着身体向左旋转，左臂将弹力带向身体左后上方拉动，然后恢复起始姿势；反复交替进行，执行预定重复次数。

重复次数： 每侧重复 12～16 次，根据实际情况设置组数。

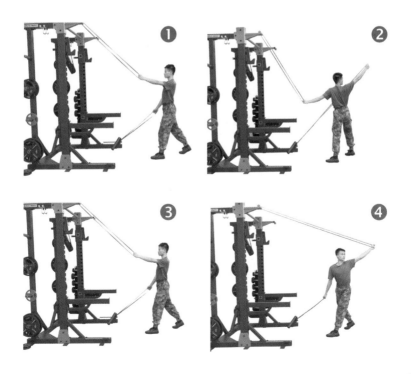

矫正练习动作演示

（请扫描下方二维码观看视频）

放松阶段

A1-A8
（踝部）

A34-A42
（胸背部）

A9-A23
（髋部）

A43-A56
（肩颈部）

A24-A33
（腰腹部）

重置阶段

B1-B12

B13-B24

准备阶段

C1-C14
（踝关节）

C37-C42
（腰椎）

C15-C17
（膝关节）

C43-C50
（胸椎）

C18-C36
（髋关节）

C51-C59
（肩关节）

强化阶段

D1-D21
（下肢）

D45-D58
（上肢）

D22-D44
（躯干）

整理阶段

E1-E12
（上肢推）

E33-E40
（下肢分腿）

E13-E22
（上肢拉）

E41-E50
（下肢单腿）

E23-E32
（下肢双腿）

E51-E60
（旋转）

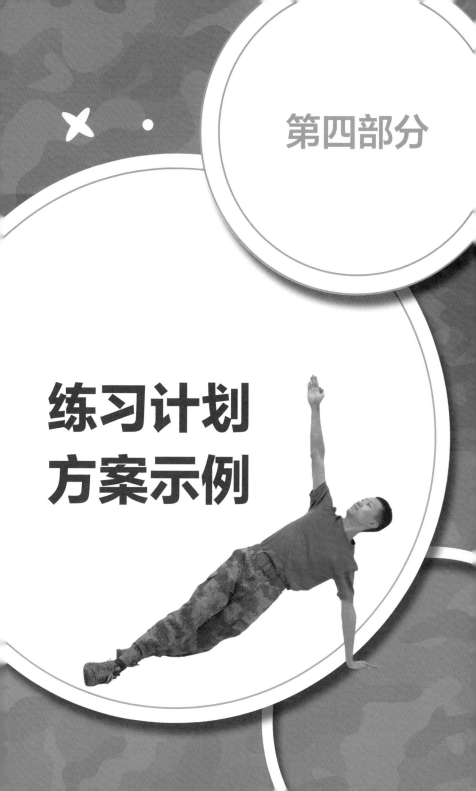

第四部分

练习计划
方案示例

　　纠正练习计划的制订并没有万能的模板，每个人都有自己的问题。这些问题导致了不同的活动限制、不良的运动力学机制以及疼痛。第四部分列出的练习计划方案仅供参考，本书中前 3 个部分的内容对纠正训练进行了详细的论述，目的是希望大家具备设计属于自己的日常练习计划方案的知识和技能。如果你熟读本书就会获得这样的知识和技能。请记住，每个人的活动方式不同，受限制的情况也不同，为了使身体达到最佳状态，你必须根据自身的目标和身体的僵硬程度去设计最适合自己练习计划方案。

第十三章　身体关节功能筛查针对性纠正练习通用计划方案

足踝背屈纠正练习计划方案

纠正训练步骤	练习动作名称	练习方法	编号
放松	泡沫轴小腿后侧肌群放松	2×30 秒	A1
	前倾拉伸	2×30 秒	A7
重置	双腿靠墙式呼吸	2×12 次	B2
	上半身仰卧位至俯卧位滚动	1×6 次	B16
准备	跪姿侧向踝关节屈伸	2×10 次	C4
	弹力带踝关节牵拉	2×12 次	C13
强化	弹力带坐姿踝背屈	2×12 次	D2
	软榻单腿站立多方面触地	2×12 次	D5
整合	滑行盘侧弓步蹲	2×10 次	E39
	滑冰者蹲	2×8 次	E48

直膝抬腿纠正练习计划方案

纠正训练步骤	练习动作名称	练习方法	编号
放松	大按摩球大腿后侧肌群放松	2×30 秒	A11
	侧卧大腿前侧肌群拉伸	2×30 秒	A19

续表

纠正训练步骤	练习动作名称	练习方法	编号
重置	双脚离地式呼吸	2×10次	B3
	下半身俯卧位至仰卧位滚动	1×6次	B15
准备	单侧髋关节环绕	2×10次	C18
	高位弓步转体	2×12次	C27
强化	仰卧直腿下放	2×8次	D13
	弹力带站立主动抬腿	2×8次	D36
整合	壶铃高脚杯下蹲	2×12次	E27
	滑行盘后弓步蹲	2×10次	E38

单腿平衡纠正练习计划方案

纠正训练步骤	练习动作名称	练习方法	编号
放松	泡沫轴大腿前侧肌群放松	2×30秒	A9
	大按摩球腰部侧面放松	2×30秒	A27
重置	推墙式呼吸	2×10次	B5
	下半身仰卧位至俯卧位滚动	1×6次	B17
准备	箱子站立躯干旋转	2×10次	C29
	背杆屈髋	2×12次	C35
强化	弹力圈横向移动	2×8次	D16
	仰卧单腿挺身	2×10次	D7
整合	后脚抬高蹲	2×12次	E43
	单腿硬拉	2×10次	E47

胸椎旋转纠正练习计划方案

纠正训练步骤	练习动作名称	练习方法	编号
放松	花生球背部放松	2×30 秒	A36
	悬挂训练带背部拉伸	2×30 秒	A40
重置	脚固定骨盆离地式呼吸	2×10 次	B4
	上半身俯卧位至仰卧位滚动	1×6 次	B14
准备	四肢撑胸椎旋转	2×10 次	C45
	单腿跪姿木杆转体	2×12 次	C41
强化	单腿跪姿高位下劈	2×8 次	D34
	仰卧躯干旋转	2×10 次	D33
整合	弓箭步转体	2×10 次	E36
	悬挂单臂旋转	2×12 次	E15

肩部回旋纠正练习计划方案

纠正训练步骤	练习动作名称	练习方法	编号
放松	小按摩球斜方肌放松	2×12 次	A47
	肩部前侧拉伸	2×30 秒	A54
重置	下犬式呼吸	2×12 次	B12
	静态婴儿爬行	2×60 秒	B20
准备	靠墙天使	2×10 次	C51
	弹力带站姿肩部牵拉	2×30 秒	C56
强化	俯卧 O 字	2×8 次	D48
	单腿跪姿弹力带回旋	2×10 次	D51

续表

纠正训练步骤	练习动作名称	练习方法	编号
整合	哑铃交替过顶推举	2×12 次	E9
	弹力带分腿划船	2×12 次	E19

俯卧推起纠正练习计划方案

纠正训练步骤	练习动作名称	练习方法	编号
放松	大按摩球胸部软组织放松	2×12 次	A38
	健身球单臂拉伸	2×30 秒	A42
重置	直臂下压式呼吸	2×12 次	B8
	前后移动婴儿爬行	2×5 米	B22
准备	跪姿肩部下压	2×10 次	C53
	弹力带仰卧肩部牵拉	2×12 次	C57
强化	直臂躯干旋转	2×10 次	D54
	滑行盘前后移动	2×10 次	D45
整合	弹力带辅助俯卧撑	2×12 次	E2
	悬挂俯卧撑	2×12 次	E5

四足抗旋纠正练习计划方案

纠正训练步骤	练习动作名称	练习方法	编号
放松	大按摩球腹部放松	2×30 秒	A26
	半圆平衡球侧卧拉伸	2×30 秒	A33

纠正训练步骤	练习动作名称	练习方法	编号
重置	直臂下压式脚跟触地呼吸	2×12次	B9
	硬滚动	2×5次	B18
准备	蝎子摆尾	2×10次	C20
	犬式伸展	2×12次	C39
强化	抗阻四足对侧抬起	2×10次	D27
	弹力带抗侧旋台阶上	2×10次	D44
整合	单侧农夫行走	2×30米	E50
	壶铃滑雪式甩摆	2×12次	E59

第十四章 一周全身纠正练习计划方案

　　在生活和工作中想要一直保持最佳的姿势和动作模式几乎是不可能的，身体不断地受到内在和外在的因素影响。为了减少运动功能障碍，我们就要对身体进行定期维护保养，就如同我们需要定期保养车辆一样。为了确保身体的所有部位都得到维护，应该进行以周为单位的循环练习，始终保证关节功能的正常运行。

　　本书列出了一个一周全身纠正练习计划方案作为参考，可以从以下3种选项中任选其一：①个人选择模式，根据个人自身情况解决当天的问题、克服某个弱点或改善某个姿势；②筛查方案模式，根据关节功能筛查针对性纠正练习通用计划方案，每天进行一个方案练习；③功能划分模式，以关节功能的灵活和稳定属性为划分依据，从动作库中选择3～5个动作每天进行练习。

　　一周全身纠正练习计划方案并不是固定不变的，每天纠正练习计划的动作、顺序和时间都可以结合自己的实际情况去分解和调整。你可以以此为模板来设计一个均衡、有针对性、全方位的纠正练习计划。关键是要系统性，只要你能将纠正练习融入日常的身体维护中，就会感到持久的变化。

一周全身纠正练习计划方案

	周一	周二	周三	周四	周五	周六	周日
个人选择	选择一项有助于克服身体弱点的练习	选择一项有助于克服身体弱点的练习	选择一项有助于克服身体弱点的练习	选择一项有助于克服身体弱点的练习	选择一项有助于克服身体弱点的练习	选择一项有助于克服身体弱点的练习	选择一项有助于克服身体弱点的练习
筛查方案	足踝背屈纠正练习计划方案	直膝抬腿纠正练习计划方案	单腿平衡纠正练习计划方案	胸椎旋转纠正练习计划方案	肩部回旋纠正练习计划方案	俯卧推起纠正练习计划方案	四足抗旋纠正练习计划方案
功能划分	下肢灵活日	下肢稳定日	下肢整合日	躯干稳定日	上肢灵活日	上肢稳定日	上肢整合日